016.31
STRAUSS

APR 27 2006

ZION BENTON PUBLIC
LIBRARY DISTRICT
Zion, Illinois 60099

DEMCO

# CÓMO HABLAR CON UN ENFERMO DE ALZHEIMER

CLAUDIA J. STRAUSS

# CÓMO HABLAR CON UN ENFERMO DE ALZHEIMER

Formas sencillas de comunicarse
con un miembro de la familia o un amigo
cuando le hacemos una visita

*Prólogo del Dr. Zaven S. Khachaturian*

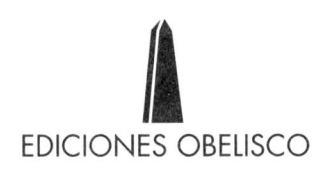

EDICIONES OBELISCO

Si este libro le ha interesado y desea que le mantengamos informado
de nuestras publicaciones, escríbanos indicándonos qué temas son
de su interés (Astrología, Autoayuda, Ciencias Ocultas, Artes Marciales,
Naturismo, Espiritualidad, Tradición) y gustosamente le complaceremos.

Puede consultar nuestro catálogo en www.edicionesobelisco.com

**Colección Obelisco Salud**
CÓMO HABLAR CON UN ENFERMO DE ALZHEIMER
*Caudia J. Strauss*

1.ª edición: febrero de 2005

Título original: *Talking to Alzheimer's*

Traducción: *Cristina Domínguez*
Maquetación: *Olga Llop*
Diseño cubierta: *Mònica Gil Rosan*

© 2001 by Claudia J. Stauss
(Reservados todos los derechos)
© 2005 by Ediciones Obelisco, S.L.
(Reservados todos los derechos para la presente edición)

Edita: Ediciones Obelisco, S.L.
Pere IV, 78 (Edif. Pedro IV) 3ª planta 5ª puerta
08005 Barcelona - España
Tel. (93) 309 85 25 – Fax (93) 309 85 23
E-mail: obelisco@edicionesobelisco.com

ISBN: 84-9777-159-1
Depósito Legal: B-50.942-2004

*Printed in Spain*

Impreso en España en los talleres gráficos de Romanyà/Valls, S.A.
Verdaguer, 1 – 08076 Capellades (Barcelona)

Ninguna parte de esta publicación, incluso el diseño de la cubierta, puede ser
reproducida, almacenada, transmitida o utilizada en manera alguna por
ningún medio, ya sea electrónico, químico, mecánico, óptico, de grabación
o electrográfico, sin el previo consentimiento por escrito del editor.

*Las personas necesitan alegría
casi tanto como vestirse.
Algunos la necesitan incluso más.*

Margaret COLLIER GRAHAM

*Para J.T.*

También dedico este libro a todas esas personas que hacen frente a esta dolorosa y devastadora enfermedad; a todos aquellos que viven con ella, que la experimentan y son testigos de ella; a todos los que luchan contra la pérdida de control sobre las palabras, la memoria y el significado; a todos los que se enfrentan a la ruptura de relaciones, a la destrucción de su identidad y a la desintegración de las herramientas de comunicación y los vínculos en los que solemos apoyarnos.

Y lo dedico también a todas esas personas que desean fortalecer sus relaciones, continuar alegrando las vidas de aquellos a quienes aman y centrarse en la esencia que les hace ser quienes son.

# Agradecimientos

Quisiera expresar mi agradecimiento a todas esas personas que me han apoyado a la hora de escribir este libro y han dedicado su tiempo y experiencia a leer, comentar, sugerir, probar y dar validez a su contenido. Son tantos los que me han ayudado a llegar hasta aquí que no hay aquí espacio suficiente para darles las gracias a todos.

Quisiera dar las gracias en especial a Karen Kelsey por apoyarme en todos mis esfuerzos; a M.H. por su gran interés y sus valiosas sugerencias; a Nancy Brooks por aportar la riqueza de su experiencia personal; a Kara Ray, enfermera titulada, Marie Amoroso y a todo el personal de las unidades *Meadows* y *Meadows Plus* de los centros residenciales *Country Meadows Retirement Communities* por su valiosa opinión; al doctor Peter Schwartz, director del departamento de obstetricia y ginecología del *Reading Hospital* por leerse el mecanoscrito prestando atención a todos y cada uno de los detalles; y al doctor Bill Reifsnyder, director médico de *The Highlands of Wyomissing*, centro residencial para la tercera edad, por sus numerosas sugerencias con respecto a su aplicación. Sin vuestra ayuda este libro no habría existido nunca.

También quisiera dar las gracias a todos los que habéis creído en esta obra y contribuido a ponerla en manos de otras personas: Joe Brancatelli, Steve Ferber, Bill Kaye, John Jager, Jill Einstein, Lisa Gwyther, Joan Davis, Howard Gardner, Ellen Winner, Marion Gardner Saxe, Kathy Hourigan y Jonathan Kozol. Vuestra fe ha ayudado a transformar el original en el libro que es ahora.

Jim Levine, mi agente, y el personal de New Harbinger (Jueli Gastwirth, Heather Garnos Mitchener y Brady Kahn, mis editores; Amy Shoup y Michele Waters, creadoras de la cubierta y el diseño interior del libro; y Lauren Dockett, así como el resto del equipo de marketing) han promovido y contribuido a dicha transformación. Su perspicacia a la hora de percibir la necesidad de que exista un libro como éste y su pasión al guiarlo por el proceso de edición han logrado que todo cristalice.

Quisiera dar las gracias en particular a Zaven Khachaturian, así como al doctor Peter Rabins, por su apoyo al hacer llegar esta obra a todas aquellas personas a las que pretende ayudar.

Por otra parte, son muchos los que han participado en la creación del presente libro sin ni siquiera saber que lo hacían. Me gustaría hacer mención aquí a algunas de esas personas: Leona, Marion, Gertrude, Lillian, Doris, John, Frank, Mary, Marie, Dorothy, Rose, Ervin, Margaret, Lou, Geraldine, Lena, Lois, Violet, Elda, Christine, Catherine, Katrina, Betty, Florence, Ruth, Edith, Josephine, Loretta y Bill. Este libro es para todos vosotros.

Otros contribuyeron a escribirlo sin saberlo y están en primera línea en lo que se refiere a prestar una atención afectuosa y ofrecer cuidado diario y respeto: Kelly, Jason, Flor, Susan, Lucy, Blossom, Laurie, Helen, Dolores, Andrea, Shirley, Felicita, Judy, Idalis, Karlene y muchas otras personas como vosotros que están repartidas por todo el mundo. Gracias.

Existen también otros dos grupos de personas a las que quisiera darles las gracias. En primer lugar a todos los que me habéis ayudado a elaborar la breve lista de recursos que se encuentra al final de este libro: John Jager, máster en trabajo social y director ejecutivo de la sección local de la *Alzheimer's Association* en la ciudad de Nueva York; Lisa Gwyther, trabajadora social clínica acreditada y directora del *Family Caregiver Support Program* del *Duke University Medical Center*; Lisa Zinder, trabajadora social clínica acreditada del Centro de investigación de la enfermedad de Alzheimer de la Universidad de California en San Diego; Joan Davis, presidente del consejo del *National Capital Area Chapter* de la *Alzheimer's Association*; Betty Ransom, directora de educación y formación del *National Capital Area Chapter*; y Karin Udler, trabajadora social clínica acreditada y jefe del servicio telefónico de asistencia del *National Capital Area Chapter*.

En segundo lugar a las personas que siempre han creído en mí y han permanecido a mi lado para animarme y ayudarme: Dale Broman, Nancy Knoblauch, Marlene Fedin, Frank y Eva Schaal, Diana Grass, Harry Weilheimer, mis amigos Howard y Ethel, mi incomparable prima Hilde Gardner, mi tío George, mis hermanos y mi madre, Lore Strauss.

Finalmente, doy las gracias a todos aquellos que me han apoyado, tanto a los que aquí he nombrado como a los que no, por su fe en mí y sus numerosas contribuciones. Gracias a todos.

# Prólogo

*Cómo hablar con un enfermo de Alzheimer* es un complemento recibido con agrado a la creciente base de conocimiento que existe acerca de cómo comunicarse y relacionarse con la persona que sufre la enfermedad. Este libro ofrece asesoramiento práctico sobre las habilidades comunicativas necesarias para ayudar a familiares, cuidadores, profesionales y a cualquier otra persona que pueda llegar a interaccionar con enfermos que estén perdiendo su capacidad cognitiva de forma gradual.

Una de las principales características de este libro es su doble énfasis pues se centra tanto en la dignidad de la persona que sufre la enfermedad de Alzheimer como en la continua posibilidad de que se establezcan relaciones mutuamente satisfactorias. Al hacerlo, apoya a la persona que sufre la enfermedad y a la persona que la visita o la cuida. Además, incluye numerosos ejemplos que muestran cómo estrechar las relaciones y mantener conversaciones cordiales y significativas. El hecho de poner en práctica este planteamiento no sólo reducirá el estrés de todos los implicados en esta difícil situación sino que también aumentará la cantidad y la frecuencia de la estimulación mental positiva. Actualmente se está empezando a reconocer que dicha estimulación contribuye a hacer que las vidas de los enfermos de Alzheimer sean más felices y saludables y les ayuda a mantener su capacidad cognitiva.

A pesar de que hace casi cien años que se descubrió la enfermedad de Alzheimer, el conocimiento de su diagnóstico, las posibles causas, los tratamientos y el cuidado de las personas que sufren dicha enfermedad han tenido un desarrollo lento. A lo largo de la historia de la enfermedad, el concepto de «senilidad» y la idea, no probada, de que el Alzheimer era una consecuencia inevitable del proceso de envejecimiento de una persona han sido los que más han persistido.

Hasta hace muy poco el Alzheimer se relegaba a la condición de trastorno sin posibilidad de tratamiento y la estrategia de asistencia a los enfermos de Alzheimer consistía en proporcionarles un servicio de custodia en entornos que se reducían a almacenes. Sin embargo, a partir de los años ochenta, debido en gran parte a la campaña de concienciación pública de la *Alzheimer's Association* y al creciente apoyo a la investigación de los aspectos sociales, medioambientales y de comportamiento de la enfermedad, se empezó a producir un cambio de actitud.

Ahora ya es evidente que a pesar de que la biología de la degeneración neuronal priva gradualmente de su capacidad cognitiva a la persona que sufre la enfermedad, las estrategias de cuidado y las habilidades de comunicación del cuidador podrían contribuir a que esa persona pudiera seguir valiéndose por sí misma y llevar una vida digna y a disminuir el índice de pérdidas en las actividades de la vida cotidiana. Esta guía, accesible y compasiva, de Claudia Strauss proporciona una perspectiva única sobre cómo comunicarse para alcanzar esos objetivos y llena un vacío que hacía tiempo que necesitaba llenarse. Es, en definitiva, una valiosa contribución al campo del cuidado de la demencia, al que aún le queda mucho por aprender.

> Dr. Zaven S. KHACHATURIAN, consejero médico y científico, ex director de la *Alzheimer's Association, Office of Alzheimer's Research, National Institute on Aging, National Institutes of Health.*

# Prefacio

Aunque pueda parecer que este libro está destinado únicamente a los amigos y familiares que visitan a seres queridos que sufren la enfermedad de Alzheimer y otras enfermedades similares, también va dirigido a las personas que están en disposición de ofrecer su tiempo y su cariño a personas que no conocen de nada.

Espero que esta guía sirva para ayudar a todo tipo de visitantes, sean cuales sean sus razones, a llevar a cabo visitas que merezcan la pena, así como a establecer relaciones enriquecedoras. Todo el que empiece a visitar a extraños se sorprenderá al descubrir a una nueva familia entre paredes nada familiares.

Teniendo en cuenta que la mayor parte del libro se dirige más directamente a familiares y amigos, me gustaría dedicar este espacio a todas esas personas que visitan a enfermos de Alzheimer en calidad de voluntarios.

Yo he llegado hasta aquí por casualidad. Mi hijo formaba parte de un grupo cuya labor consistía en proporcionar entretenimiento en una unidad para personas mayores que requerían la asistencia de terceros para realizar las actividades de la vida diaria. Yo me quedé en la puerta y me puse a hablar con una mujer que no conseguía reunir las fuerzas necesarias para entrar, ni tampoco para marcharse. Se había quedado paralizada junto a la puerta. Durante la hora siguiente repetimos unas treinta veces la misma conversación y lo que más me sorprendió de ella fue su dignidad frente al miedo. No cabía duda de que estaba asustada, ni tampoco de que estaba confusa. No sabía cómo volver a casa y no estaba segura de tener un lugar donde pasar la noche y aún así mantenía la calma, sonreía y cuidaba todas y cada una de las sutilezas del comportamiento social. Sentí que era una persona que valía la pena conocer más a fondo. Cuando le pregunté a uno de los empleados si se me permitiría visitarla y hablé con ella para ver si aceptaría que lo hiciera, se inició un proceso cuyo resultado es el presente libro.

He tenido que aprender muchas cosas en el camino y ha habido veces en las que he tenido que luchar, pero también ha habido veces en las he salido por la puerta pensando que había sacado tanto partido a la visita como lo había hecho la persona a la que había visitado. Algunos días incluso más.

Para muchos de nosotros, que disfrutamos de una vida plena, el hecho de sacar algo de tiempo extra para visitar a personas que sufren esta enfermedad acaba convirtiéndose en un beneficio. Para otros, el hecho de descubrir que podemos satisfacer una necesidad llena nuestros vacíos. Algunos nos enfrentamos al síndrome del nido vacío; otros pierden a sus hijos por razones muy diversas; y otros se jubilan con energía y determinación de sobra. Tanto si estás ocupado, sufres, estás solo, aburrido o rebosante de felicidad, como si no, serás bienvenido siempre que te dispongas a visitar a alguien con franqueza, cariño y paciencia.

Lo que encontrarás no tiene precio.

# Introducción

Este libro surgió de la necesidad que percibí cuando visité a las personas que residían en una unidad cerrada. Descubrí que no estaba segura de cómo manejar un gran número de situaciones y que en realidad no existía ningún lugar al que pudiera acudir para obtener respuestas y algún que otro consejo. También me di cuenta de que se recibían muy pocas visitas y de que las personas que iban a aquel lugar parecían enfrentarse a los mismos problemas.

Pude observar que las visitas eran importantes y beneficiosas, no sólo para la persona que las recibía, sino también para la que visitaba, y se me ocurrió que no era solamente el dolor que sentían al ver a sus seres queridos en aquella situación, sino también la incomodidad real de no saber qué hacer o decir, lo que hacía que aquellas personas fueran de visita con frecuencia, de vez en cuando, o nunca.

Me pregunté qué se podía hacer al respecto y si había algo que yo pudiera hacer. Durante un periodo de varios meses observé que existían cursos de formación, completos y minuciosos, para empleados, pero que no había cursos similares para familiares y amigos. Existían también grupos de apoyo que jugaban un papel crítico, pero sabía por experiencia que la compenetración, la franqueza de la relación y el trabajo orientado a obtener resultados tardan mucho en desarrollarse en el marco de un grupo. En los grupos es preciso pasar por un ciclo de necesidades de silencio y desahogo antes de empezar a trabajar de verdad y la logística suele limitar las reuniones del grupo de apoyo a una vez al mes. Por todas esas razones puede pasar bastante tiempo hasta que un grupo pase de ofrecer una ayuda «verde» a una ayuda «madura» o práctica.

Un año más tarde, aproximadamente, llegué a la conclusión de que las visitas podían beneficiarse de algo más inmediato, algo que estuviera disponible para ser consultado, que pudiera servir como recurso acerca de los tipos de situaciones a las que se enfrentaban y que les ayudara a anticiparse a ellas. Hablé con personas que trabajaban con enfermos de Alzheimer, así como con los familiares que iban a visitarlos. Todos sentían con urgencia la necesidad de que existiera un recurso como ése y me animaron a encargarme del proyecto.

Este libro es el resultado.

## Cómo hacer uso de este libro

Este libro no está diseñado para leerse de principio a fin, sino que está organizado de un tirón de modo que puedas acceder a la información como más cómodo te resulte.

Por ejemplo, si quieres tener una perspectiva de lo que debes o no debes hacer, dirígete al capítulo 4. Si buscas sugerencias sobre cómo actuar frente a preguntas o peticiones desagradables, ve directamente al capítulo 3. Si tienes preguntas acerca de situaciones concretas, tales como cómo manejar las repeticiones, cómo mantener viva una conversación, cómo decir «no» sin dar lugar a una calamidad, cómo conservar la dignidad de ambas partes, cómo saber cuándo debes corregir y cuándo aceptar, etc., acude al capítulo 2, y así sucesivamente.

También dedico algunas páginas a enseñarte a cuidar de ti mismo, a ayudar a tus hijos a sentirse cómodos cuando visiten a un enfermo de Alzheimer y a saber por dónde debes empezar.

El capítulo 1 trata más concretamente esta última cuestión y en mi opinión es la parte más importante del libro porque te explica cómo utilizar tu experiencia y confiar en tu intuición, tu sentido común, tu sentido innato de la decencia y el amor y la preocupación que sientes por la persona a la que visitas. Cuando disfrutes de la visita y al terminar te sientas renovado, sabrás que la persona a la que has visitado también habrá disfrutado de la experiencia. De eso se trata.

Yo aceptaría sugerencias y comentarios.

**Nota importante**

A pesar de que el tema principal son las visitas, que el marco es la vida basada en la asistencia de terceros y que el núcleo son las personas que luchan contra la enfermedad de Alzheimer, los términos utilizados son sólo una forma conveniente de mantener la simplicidad y de no complicar las cosas.

## *La visita*

Una «visita» no tiene por qué llevarse a cabo fuera de casa, sino que puede tener lugar **en casa.** Lo que importa es la visita en sí misma. Tú vas a visitar a alguien o alguien va a visitarte a ti. Ésa es la forma en que se suele concebir una visita en realidad. Sin embargo, una visita también puede ser una interacción con un ser querido que viva contigo.

A la mayoría de nosotros nos gustan las visitas y las esperamos con impaciencia. Por lo general anticipamos que habrá buena comida, buena compañía, personas que nos quieren y se interesan por nosotros, conversaciones agradables y relajadas, la posibilidad de compartir novedades interesantes, el placer de crear una noche entretenida para los amigos o la diversión de ir con otras personas a un concierto, al cine, a cenar, a un partido o de compras. Las visitas son algo natural. **Incluyen** a más de una persona y hacen que las personas se sientan incluidas. Son afectuosas y humanitarias. Cuando vamos de visita nos centramos en la persona con la que estamos y ambos esperamos disfrutar del tiempo que pasamos juntos.

Si cuidas de un ser querido que vive en casa contigo, inviertes la mayor parte de tu tiempo en el día a día: tus necesidades, las de él o ella, las tareas del hogar y el trabajo que os da de comer y paga las facturas. Buena parte de la comunicación, o de los intentos de comunicación, se desarrolla durante ese proceso pero, desafortunadamente, no es una comunicación de calidad. Sin embargo, si te detienes durante unos minutos, varias veces al día, y piensas en tu interacción como en una visita, y en tu comunicación como en una conversación, descubrirás que sucede algo especial. Se producirá un tipo de relación distinta y ambos tendréis la oportunidad de sentiros reconstituidos. Quizá la primera vez no sea así, o ni siquiera la quinta, pero con la práctica y seleccionando las ideas de este libro que mejor se adapten a ti, serás capaz de crear oasis diarios para ambos.

## *El entorno*

Si ése es el caso, ¿por qué hablo entonces de entornos de vida asistida por terceros? En primer lugar porque éste es un momento de vuestras vidas en el que la comunicación es cada vez más difícil; en segundo lugar porque surgen determinados problemas tanto para la persona que se queda como para la que se va; y, finalmente, porque hasta ahora estas cuestiones siempre se han enfocado más de cara a los profesionales que de cara a los familiares del enfermo de Alzheimer.

La mayor parte de lo que aquí se explica te será de ayuda, tanto si visitas a alguien que vive en casa como si visitas a una persona que vive en el marco de un grupo. Esta enfermedad pasa por varias etapas y el cuidado y la vida independiente son cada vez más complicados. Una vez que el paciente alcanza alguna de las etapas intermedias es más probable que necesite vivir en un entorno en el que cuente con la ayuda de terceros para realizar las actividades de la vida diaria; por lo general en una residencia.

No obstante, es preferible que no te ciñas al concepto de etapas. Las personas son muy complejas y nuestras mentes también lo son. Piensa que no sólo sucederá que la enfermedad intentará atacar algunas áreas del cerebro y no otras, sino que es posible que no se adueñe por completo de las partes afectadas. Además, a veces el cerebro puede compensar sus deficiencias trasladando funciones a otras áreas. Esto significa que, de un momento a otro, podrías descubrir que ciertas habilidades resurgen durante algún tiempo. Palabras, ideas, capacidad de comprensión, control emocional; todas pueden volver a salir a la superficie antes de hundirse de nuevo. A veces las personas pueden llegar a avanzar y retroceder varias veces en el transcurso de una sola visita, cambiar de una etapa anterior a una posterior y viceversa, y nosotros, en calidad de visitas, necesitamos cambiar con ellas.

## *No es sólo cuestión de Alzheimer*

Los problemas de comunicación, memoria, conciencia y sentido del tiempo y el espacio se pueden producir tras un infarto, como complicación a raíz de una intervención quirúrgica, como síntoma de la enfermedad de Parkinson y en muchas otras situaciones. Muchas de las sugerencias que se incluyen en este libro se pueden usar en una gran variedad de situaciones: en casa, en un centro residencial para personas mayores, en un entorno de vida asistida por terceros o en un hospital. Además, no importa cómo empezaran los problemas de memoria, pues la mayoría de las sugerencias que se incluyen en el presente libro pueden ser útiles tras un infarto, después de una operación o a medida que el Parkinson avance.

*Comunicación*

En esta guía, el concepto de «visita» no se refiere única y exclusivamente a lo que haces, sino a cómo lo haces. La comunicación es mucho más que una transmisión de información; es la creación de una conexión en la que están implicados el corazón y el alma, los pensamientos y los sentimientos. Lo que transforma una interacción en una visita, una comunicación en una conversación, es algo tan simple como tu estado mental.

Pero «visita» y «visitar» no son las únicas palabras que me gustaría explicar. Todo aquel que lea este libro tiene una persona especial a la que visitar. Para algunos es un padre, para otros, un abuelo y para otros podría ser una hermana, un hermano, un primo, una tía, un tío o un amigo. A veces, la persona a la que visitas es un hombre y otras, una mujer. Por esa razón he decido hacer honor a esas diferencias. En algunas ocasiones hablo de las preocupaciones o actos de un hombre, en otras hago referencia a las preguntas o peticiones de una mujer y en otras, a las alegrías y las penas de un conjunto de personas. No existe una razón en particular por la que hable en masculino o en femenino, en singular o en plural. Sólo me he limitado a intentar equilibrar las veces que los utilizo. Las cuestiones, experiencias y luchas que plantea la enfermedad de Alzheimer no saben de género.

# Capítulo 1

# Ponerse manos a la obra

## Dejar a un lado los nervios y tener nervio

«Saber un poco menos y entender un poco más; ésa es, en mi opinión, nuestra mayor necesidad.»

James RAMSEY ULLMAN

Ponerse manos a la obra se reduce a dos cosas. Una de ellas es, por supuesto, dar el primer paso. La otra, igual de importante que la primera, consiste en cambiar de enfoque. Este capítulo intenta responder a las preguntas que puedas tener acerca de cómo hacer algo que hasta ahora no has hecho nunca. Además, hace hincapié en la experiencia que sí **posees** y a la que puedes recurrir, y describe algunas de las técnicas que puedes utilizar para hacer que tu ser querido y tú os sintáis cómodos.

**Preguntas que puedes hacerte**

**«Es duro ir a visitarle. Nunca sé lo que me voy a encontrar. ¿Cómo puedo prepararme?»**

¡Hay tantos momentos en la vida en los que no sabemos lo que nos vamos a encontrar! Un jefe puede pasarle la pelota a alguien en una reunión. Un jugador de baloncesto puede pasarle la pelota a otro en un partido. Un niño puede hacer una pregunta osada o comprometida. Si nos relajamos, podemos pensar con rapidez. Si se nos ocurre una buena respuesta, la damos y, si no se nos ocurre nada, podemos decir que no lo sabemos. Por lo que se refiere a cómo prepararte, lo mejor que puedes hacer es respirar hondo, despejar tu mente y entrar allí abierto a todo lo que pueda suceder.

**«¿Cómo puedo conseguir tener la mente despejada?»**
Antes de entrar, siéntate tranquilamente, en tu coche, por ejemplo, durante un minuto o dos. Resulta sorprendente lo mucho que pueden dar de sí sesenta o ciento veinte segundos. Asombra todo lo que se puede lograr en ese corto periodo de tiempo. Puedes cambiar tu forma de enfocar las cosas, respirar más lentamente, relajar los músculos y cambiar de mentalidad, es decir, dejar de pensar «hago la visita y me la quito de encima» y pensar «veamos lo que ocurre».

**«Si la persona a la que visito me hace una pregunta para la que no estoy preparada, ¿qué le digo?»**
Depende de la pregunta. Esta situación no difiere de otras situaciones en las que nos encontramos en la vida. A veces, la pregunta hace referencia a algo que sabes, como la hora o el día que es. Otras veces, se refiere a algo que puedes averiguar, como qué va a haber de cena o a qué hora la van a servir. Ofrécete a ir a preguntarlo y luego ve a averiguarlo y vuelve con la respuesta o sugiérele ir a preguntarlo juntos.

En ocasiones, podrías verte obligado a decirle que lo averiguarás más tarde y que ya se lo harás saber. Esto funciona cuando se trata de información basada en hechos.

No obstante, algunas de las preguntas podrían requerir respuestas que él no es capaz de entender o que no quiere oír. Esto es una llamada a tu propio juicio, ya que dependerá de cómo haya reaccionado antes, de cuánto haya evolucionado la enfermedad, del tipo de respuesta que creas que espera oír y, más importante aún, de lo que te diga tu intuición.

**«¿Cómo puedo confiar en mi intuición cuando todo esto es tan desconocido para mí?»**

Porque la mayor parte de todo eso no es algo tan desconocido para ti. Puede que el lugar sea diferente y que el comportamiento de la persona en cuestión sea distinto a causa del Alzheimer, pero esas preguntas las has oído ya en otros contextos y las emociones que las personas sienten te resultan familiares por experiencia propia.

**«¿Qué pasa si mi intuición me dice que mienta?»**

Ésa es una cuestión muy personal y particular. Para eso no hay una regla estricta ni una respuesta determinada. A menudo, suceden dos cosas de forma simultánea. Una se produce a nivel cognitivo, o a nivel de pensamientos, y la otra, a nivel emocional, o a nivel de sentimientos. Si no puedes dar una respuesta veraz a nivel cognitivo que resulte creíble o aceptable o que no hiera los sentimientos de la otra persona, entonces dile una verdad emocional.

**«¿Cómo sé lo que realmente me están preguntando?»**

A nivel cognitivo, las personas formulan preguntas, hacen peticiones específicas o te cuentan cosas sobre su vida o sobre las personas que las rodean. Las personas, por ejemplo, te piden información, te piden que les abras una puerta que está cerrada con llave o que las lleves a casa, te preguntan qué les pasa o por qué están en ese lugar y te piden que llames a sus padres para que vengan a recogerlas. Pueden decirte incluso que llevan tres días sin comer, que sus padres nunca fueron a recogerlas para llevarlas al bautizo de su sobrina o que tienen que ir a casa para prepararle la cena a sus hijos.

A nivel emocional, sin embargo, te están diciendo que están confusas, deprimidas, asustadas, frustradas, enfadadas o que sienten una mezcla de todos esos sentimientos.

### «¿Cómo puedo responder con una verdad emocional?»

Reconociendo los sentimientos de la otra persona. Rodeándola con los brazos y diciéndole «cómo desearía poder» hacer lo que sea que te esté pidiendo. Diciéndole «Es muy frustrante, ¿verdad?», «Debes de sentirte tan frustrado», «A veces la vida puede ser muy extraña» o algo similar que resulte apropiado.

### «¿Por qué son tan importantes las verdades emocionales?»

Porque una de las cosas que más nos cuesta hacer es alejar nuestros propios miedos, inquietudes y preocupaciones. Nuestros sentimientos importan y eso no cambiará mientras sigamos respirando. Las personas que sufren la enfermedad de Alzheimer pueden tener problemas con los procesos mentales, les puede costar encontrar las palabras adecuadas para expresar los significados que tienen en mente, pero sus sentimientos permanecen intactos. Si les pinchas, sangran. Sienten dolor, vergüenza y alegría, tienen sentido del humor, notan si los demás se interesan por ellos y saben lo que es el compañerismo, la soledad y el aburrimiento.

Cuando alguien reconoce nuestros sentimientos, los buenos sentimientos se intensifican y los malos disminuyen.

**«¿Qué pasa si digo lo que no tengo que decir?»**

Ésta es la tierra de las segundas oportunidades. La persona a la que visitas no recordará lo que dijiste a nivel mental. Ésa es la perspectiva esperanzadora del Alzheimer y otras enfermedades similares. Por lo tanto, lo más importante no son las palabras. Además, siempre tienes la oportunidad de rectificar. No obstante, la memoria emocional es harina de otro costal. Tienes que ser muy cuidadoso con lo que transmites a nivel emocional.

**«¿Qué clase de cosas debería transmitir a nivel emocional?»**

Todo lo que querrías para ti y todo lo que te gustaría poder ofrecer a tus hijos: amor, sinceridad, veracidad, respeto, interés genuino, el placer de su compañía y la sensación de que las valoras como personas.

¿Eres capaz de transmitir todo eso? Piensa que primero tienes que sentirlo.

Una de las cosas que puedes hacer es reajustar el carburador de tu cuerpo antes de entrar. Existen muchas formas de hacerlo: puedes visualizar cómo desciende la aguja de un velocímetro o imaginar tu coche en punto muerto porque quieres escuchar el final de una canción; puedes imaginarte en la playa con los dedos de los pies mojados disfrutando del calor de la arena o fantasear con que alguien te masajea los hombros o la espalda; o puedes respirar hondo, jugar a algún juego isométrico o cantar tu canción favorita.

Encuentra lo que a ti te vaya bien. La idea es aminorar la marcha, no pensar en la habitual avalancha de cosas que tienes que hacer y crear un espacio en el tiempo. Las personas que sufren Alzheimer viven el momento. Para transmitir emociones positivas tú también tendrás que vivir el momento.

Lo interesante es que cuanto mejor se te dé crear un oasis para la otra persona, mayor será la sensación que tendrás de que tú también estás sacando partido. Piensa que por muy difíciles que te resulten las visitas al principio y por muchos retos que te planteen, no te agotarán, sino que se convertirán en oportunidades para recargar pilas.

Puede que eso tarde unos meses en suceder, pero si te concentras en reducir la marcha, vivir el momento y demostrar amor, respeto y paciencia, sucederá. Tras un largo día de trabajo y una visita mutuamente satisfactoria, saldrás fresco como una rosa. Puedo afirmarlo con tanta seguridad porque a mí me ha sucedido. Lo único que tienes que hacer es no rendirte.

### «¿Qué hace que este planteamiento funcione?»

Todo se reduce a la dignidad. La enfermedad de Alzheimer y otras enfermedades similares amenazan la dignidad de aquellos que la sufren, no sólo porque son conscientes de que las cosas no van bien o de que no son capaces de controlarlas, sino también por el modo en que les tratan los demás.

Todos nos damos cuenta de si los demás nos tratan con condescendencia o con aire protector, si nos miran de forma extraña o nos ignoran, si hablan de nosotros con otras personas como si no estuviéramos presentes, si nos hablan como si fuéramos niños o si nos mangonean.

No dejes que la persona se convierta en la enfermedad. Ten siempre en cuenta a la persona pues, haciéndolo, intensificarás su vida. Además, de ese modo ambos disfrutaréis más de las visitas y querréis repetirlas.

Estar siempre pensando en la enfermedad o en lo que podría ocurrir en una visita, o preocuparte por lo que vas a hacer o decir, hará que te resulte mucho más difícil transmitir amor y respeto y que esa persona te cae bien. Tienes que entrar pensando en ella, en lo mucho que deseas verla, en cómo se le iluminará la cara cuando te vea aparecer o en cómo te hará reír contándote alguno de los incidentes que recuerda. Si te dice que te acuerdes de coger un abrigo porque hace frío, no te molestes por el simple hecho de que eres una persona adulta y ella no debería decirte ese tipo de cosas. Consuélate con el hecho de que todavía hay alguien que se preocupa por ti y quiere seguir viéndote.

Si piensas demasiado en la enfermedad, la persona se convertirá en la enfermedad. Estás haciéndole una visita a una *persona* y ambos debéis ser conscientes de ello. Debes pensarlo, sentirlo y demostrarlo. Si lo consigues, ambos lo notaréis. El hecho de no hacerlo también te amenaza a ti en calidad de persona que hace las visitas.

Si vas a ver a esa persona porque te sientes obligado a hacerlo o piensas constantemente en el dolor, la ansiedad, las repeticiones y la frustración, saldrás de allí sintiéndote mucho peor de lo que te sentías cuando entraste. Se te habrá acabado toda la energía, no estarás relajado y, en consecuencia, la relación que mantienes con el resto de tu familia podría verse afectada. Aunque estés cansado, es probable que no duermas bien. Además, te resultará cada vez más difícil compaginar todo lo que tienes que hacer en tu vida.

Hay muchas otras cosas que puedes hacer para ayudarte a ti mismo. Te hablo de todas ellas en el capítulo 5.

**«¿Existen otras formas de ayudar a las personas a conservar su dignidad?»**

Por supuesto. La clave es cómo te comportas frente a su sentido de la realidad. Cuanto más tiempo hayan vivido con una de esas enfermedades, y cuanto más avanzada esté, más importante es que aceptes que tienen un sentido de la realidad diferente y que es normal.

Cuando niegas su realidad, lo que haces es amenazarles. Les asustas, les confundes y les frustras, y ése no es el propósito de tu visita. Lo que tú quieres es animarles a que tengan sentimientos positivos y ayudarles a que ese día lo pasen bien.

Además, aunque tus seres queridos entendieran todo lo que dices a nivel mental —y piensa que muchas veces no lo harán— es muy poco probable que lo recuerden. Así que no tiene sentido que les hagas pasar por eso.

No obstante, te repito que todo esto depende de la situación, de lo que entiendan y lo que no, de hasta qué punto haya evolucionado la enfermedad y de lo que te diga tu intuición. Pero, si aún así decides corregirles en algo y ellos se disgustan y se aferran a su realidad, retrocede y tranquilízalos. Debes estar preparado para decir que has cometido un error, que había cosas que desconocías o que al fin y al cabo eso no es tan importante. Luego cambia de tema.

**«¿Cómo lo hago? ¿Cómo respaldo su realidad sin mentir?»**

No es necesario que mientas. Escucha. Escucha con interés. Escucha y asiente con la cabeza o dile «claro, claro» o «ya veo» de vez en cuando. Di unas cuantas cosas aquí y allá que validen, no tanto lo que está diciendo como el hecho de que la estás escuchando y te preocupas por escucharla. Escuchar sin juzgar proporciona dignidad. (Esto es similar al modo en que funciona el hecho de transmitir verdades emocionales: da validez tanto a la persona como a sus sentimientos.)

También puedes optar por no hacer comentarios. Esto no implica que estés de acuerdo con lo que se ha dicho, sino que significa que no has «menospreciado» a esa persona por decirlo.

**«¿Por qué es tan importante la validación?»**

Porque que una persona sufra Alzheimer no significa que esté «loca». Ponte en su lugar. Si estuvieras atascado y encerrado en algún lugar y no entendieras por qué pero nadie te dejara salir y las personas que hubiera a tu alrededor actuaran de forma decididamente extraña y dijeran cosas que no tuvieran sentido, ¿no te cuestionarías tu valía, tu cordura, tu perspicacia y tu equilibrio mental?

Claro que lo harías. Quizá no de inmediato pero no tardarías mucho en hacerlo. Eso asusta y resulta doloroso. Además, es probable que incluso haga que la enfermedad avance con mayor rapidez. Entretanto, el hecho de estar asustado, preocupado y triste agota la energía, una energía que podría usarse de otras formas mucho mejores.

**«¿Podrías darme algunos ejemplos de lo que significa "negar su realidad"?»**

Si cree que sus padres todavía están vivos, que sus hijos todavía son pequeños y hay que ir a recogerlos al colegio o que mañana va a volver al trabajo, intentar persuadirle del año, de las edades de sus hijos y de sus pérdidas sería negar su realidad. No se lo discutas. No es una cuestión de que tenga o no razón, sino que la cuestión es que él cree que está en un lugar distinto en un momento distinto. Insistir en otra cosa no haría sino confundirle y disgustarle; no cambiaría su percepción del tiempo y el espacio. Además, si lo hace, sólo sería algo momentáneo, pues al final acabaría volviendo a su propia realidad. Por esa razón, es mucho más amable (y más respetuoso) escuchar, demostrar que le estás escuchando y hacer pequeños comentarios según corresponda, ya sean comentarios amables o comentarios poco comprometedores.

**Capítulo 2**

# Lo que puedes esperar

## Prepárate para lo posible

«Vivimos del ánimo y morimos sin él, lenta, triste y airadamente.»

Celeste Holm

Cuando alguien a quien conoces sufre la enfermedad de Alzheimer, pueden pasar toda una serie de cosas. A continuación encontrarás algunas de las razones por las que esas cosas ocurren, sugerencias de lo que puedes hacer y una ligera percepción de lo que se siente estando del otro lado.

## Repeticiones

Cuenta con que habrá muchas repeticiones. Las personas que luchan contra el Alzheimer ni siquiera pueden recordar que ya han mantenido la misma conversación que ahora están repitiendo. Por lo tanto, dirán lo mismo y preguntarán lo mismo una y otra vez.

### *Las preguntas*

Imagina que no pudieras recordar dónde vas a dormir, quién es tu compañero de habitación o dónde estás.

Estarías muy nervioso, preocupado y asustado. Cuando una persona no puede recordar la respuesta a una pregunta, le resulta imposible permanecer tranquila. Eres tú quien tiene que tranquilizarla una y otra vez:

- con palabras
- mostrándole lo que necesita ver
- actuando como si nunca te hubiera preguntado eso antes
- transmitiéndole a través de tus gestos, del tono de tu voz y de tu conducta que tienes plena confianza en que se satisfará su necesidad

Ten en cuenta que cada vez que esa persona te haga una determinada pregunta, para ella es una pregunta nueva. Tú debes actuar como si para ti también lo fuera. Esto, ya de por sí, la tranquilizará. Si le dices que ya te ha preguntado eso mismo antes o actúas con impaciencia —cosa que le hará saber que hay algo malo en la pregunta—, lo único que conseguirás será aumentar su ansiedad, su dolor y su miedo.

¿Qué clase de preguntas te hará? Le preocupará saber si tiene una habitación donde pasar la noche, si ya está pagada, si la comparte con alguien, si puede pagar la comida o si hay alguien que se esté ocupando de su casa y de su animal o animales de compañía. Es probable que necesite que le presenten más de una vez a su compañero o compañera de habitación, que le enseñen una y otra vez dónde está su habitación o cuál es su cama, etc.

*Las historias*

Te contarán las mismas historias una y otra vez; ya sea la historia de cómo se ganaban la vida, del lugar en el que viven, de cómo llegaron a estar donde están o de que no entienden cómo llegaron hasta allí, de algún aspecto de la vida de sus hijos o de sus cónyuges o de un acontecimiento del pasado. El contenido no importa. Lo que importa es que ellos intentan conectar a través de la conversación. Intentan aferrarse a su identidad y a sus relaciones y saben que la conversación es esencial para lograrlo.

Sin embargo, ellos no escogen el tema de conversación, sino que es el tema el que los escoge a ellos. Sea cual sea la idea que puedan rescatar de su memoria y sean cuales sean las palabras con las que crean que pueden contar para sentirse bien, ellos se ceñirán a ellas y las utilizarán como tema de conversación. Ésas son las palabras que han sido capaces de encontrar y ensartar una con otra y, por lo tanto, se aferran a ellas con ambas manos.

Por otra parte, ellos no saben que ya te han contado esa historia antes. Están convencidos de que es la primera vez que te la cuentan porque son incapaces de recordar las conversaciones que han mantenido anteriormente contigo. Como su memoria operativa de trabajo no funciona demasiado bien y la transferencia de memoria a corto plazo a memoria a largo plazo tampoco funciona, inician la misma conversación contigo cada cinco minutos hasta que tú logras cambiar de tema o de actividad.

Lo mejor que puedes hacer por ellos es mostrarte igual de receptivo e interesado cada vez que la conversación se repita y no revelar a través de las palabras, los gestos, las expresiones faciales, el tono de tu voz o cualquier otra forma de expresión corporal que ya has oído esa misma historia antes.

De vez en cuando podrías añadir algo como «Creo que has mencionado eso antes y me interesa mucho porque» y continuar hasta establecer una conexión. He aquí algunas posibilidades:

- «... yo también he dado clases.»
- «... mi abuelo estaba en la marina y me encanta que me hable de ello.»
- «... tu mujer se parece mucho a la mía.»

Si de este modo consigues llamar su atención, la conversación podría dar un giro aunque fuera de forma momentánea. No obstante, no te sorprendas si vuelve al punto en el que estaba.

La conversación es uno de los mayores retos a los que se enfrentan las visitas y la repetición es sólo una de sus facetas. Veamos otras de ellas.

### Cómo entablar conversación

Los saludos pueden ser difíciles. La persona a la que visitas puede no estar segura de quién eres, o puede que tú no estés seguro de si te recuerda o no. No es necesario que lo pongas a prueba. Limítate a lanzarte de cabeza al río.

He aquí algunas posibilidades:

- «Hola, Mary. ¡Qué alegría volver a verte!»
- «Hola, Joe. ¡Qué día más largo he tenido! ¿Tú has tenido un buen día?»
- «Hola. ¡Cómo me alegra verte! ¿Te parece bien si me quedo y charlamos un rato?»
- «Hola. ¿Cómo va todo?»
- «Hola. Esta noche tienes un aspecto fantástico.»
- «Hola. ¡Ese color te sienta fantásticamente bien!»
- «Hola. Esta noche vas muy bien arreglada. A tu lado parezco un andrajo.»

Si te pregunta quién eres o por qué estás allí, dile solamente tu nombre o que has ido a hacerle una visita. También podrías añadir algo como «Espero que sea un buen momento» o «Me gusta pasar tiempo contigo». Si le dices cómo te llamas, dile sólo el nombre, y no los apellidos, en un tono de voz que suene natural. El simple hecho de decirle cómo te llamas puede ser algo delicado, pues no quieres darle a entender que lo ha olvidado o que debería haberlo sabido. No obstante, si te dice «No te conozco», puedes responder algo así como «Estoy encantado de conocerte. Me llamo...». Esto es importante porque, a medida que la enfermedad evolucione, es muy probable que no recuerde a ninguna de las personas que han formado parte de su vida, cónyuge e hijos incluidos.

## Cómo darle un giro a la conversación

Cambiar de tema no siempre funciona pero a veces vale la pena intentarlo. Por lo general, cuando una persona está estancada en el dolor, el miedo, la ansiedad, la pena o la frustración, el simple hecho de cambiar su foco de atención la alivia de algún modo. Esto nos funciona a todos. Sin embargo, para aquellos que sufren Alzheimer, el alivio puede ser total, incluso aunque sólo sea con carácter temporal y, a veces, las personas que más se benefician del hecho de cambiar de tema son las que hacen la visita.

Existen diferentes formas de cambiar de tema. La forma más eficaz de hacerlo consiste en cambiar otra cosa primero, como podría ser la posición física de la persona. Si ambos estáis de pie, proponle tomar asiento, y si estáis sentados, sugiérele que os levantéis. Si estáis en una habitación, encuentra una razón para cambiar a otra, y si estáis mirando en una dirección, busca una excusa para mirar hacia otra. A menudo, el simple hecho de cambiar, o la razón que ha motivado el cambio, se convierte en el próximo tema de conversación.

Otra forma de hacerlo es cambiar de actividad. Si estáis paseando, busca un lugar donde sentaros. Si, por el contrario, estáis sentados, id a dar un paseo. Deteneos y hablad con alguien. Sugiérele ir a ver lo que sucede en el vestíbulo o si su compañero de habitación está viendo la televisión. Pregúntale, por ejemplo, «¿Te gustaría salir a pasear o jugar al bingo?». Más adelante, sin embargo, es mejor que le preguntes una sola cosa cada vez. Si no quiere salir a pasear, entonces proponle jugar al bingo.

La tercera forma de hacerlo es introducir otro tema de conversación. Ese nuevo tema podría estar relacionado con algo de lo que ya se ha hablado o con algo similar que te haya ocurrido a ti. También podrías hacerle un cumplido por cómo va vestido o pedirle consejo.

Otra posible forma de cambiar el tema de la conversación es hablarle de lo cansado que estás después de un largo día de trabajo, decirle que te gustaría limitarte a permanecer sentado tranquilamente a su lado y descansar un poco la vista y preguntarle si le parecería bien que lo hicieras. Luego dale las gracias por ayudarte.

**Cómo poner fin a una conversación**

Marcharse también es un reto. Resulta asombroso lo mucho que pueden llegar a hablar algunas personas para retrasar tu marcha y la facilidad con la que evitan percibir las señales que emites para indicar que te tienes que ir. Aunque no es exactamente el mismo caso, es como si estuvieras frente a un niño que no es capaz de llegar hasta la cama y apagar la luz; un niño que no puede evitar hacer un último comentario o pedir una última cosa. Recuerda que esas personas son adultos que se sienten perdidos, solos y abandonados y que lo único que están haciendo es aferrarse a la conexión que han establecido contigo.

Recuérdales lo mucho que has disfrutado con la visita. Luego diles que volverás pronto. Pregúntales si puedes volver a visitarles otro día. Puedes decirles lo siguiente:

- «Me he divertido mucho.»
- «Siempre me siento bien después de haber hablado contigo.»
- «Verte es lo mejor del día.»
- «No creo que me haya reído tanto como ahora en todo el día. Muchísimas gracias.»
- «Me gustaría volver otro día. ¿Te parece bien?»
- «¿Te parecería bien que volviera a visitarte otro día?»
- «Ha sido genial.»
- «¡Me divierte tanto hablar contigo! Cuentas unas historias fantásticas.»
- «¡Eres una persona tan viva! Debería aprender de ti.»
- «Me gustaría volver en un par de días. ¿Te parecería bien que me pasara por aquí?»

Diles que te tienes que ir: porque debes volver al trabajo, hacer los deberes o cenar.

- «¡No me he dado cuenta de lo tarde que es! Por eso no han parado de sonarme las tripas. Todavía no he cenado.»
- «Mejor me voy antes de que oigas rugir a mi estómago.»
- «Esta noche tengo que preparar la cena, ¡y todavía no he ido al supermercado! Supongo que será mejor que me vaya ya.»

- «Se me ha olvidado cenar y ya hace rato que debí haberlo hecho. Será mejor que me vaya antes de que me desplome encima de ti.»
- «Es mejor que me vaya. Aún tengo mucho trabajo que hacer esta noche.»
- «Tengo que irme. Mañana entro temprano a trabajar.»

Si tu marcha resulta traumática, pídele a alguna de las personas que trabajan allí que te ayude. En cuanto la persona a la que has ido a ver se distraiga con otra cosa, podrás escaparte. Ésta no es la mejor forma de marcharte pero es mejor que tener a alguien agarrado a ti llorando o que verte obligado a forcejear para salir por la puerta al tiempo que intentas cerrarla.

## Otros aspectos a tener en cuenta en una conversación

*Cuándo ayudan las preguntas y cuándo hacen daño*

Las preguntas son delicadas. Por regla general, es mejor formular preguntas cerradas que hacer preguntas abiertas. Las preguntas cerradas se pueden responder con un «sí», un «no», un «quizá», un «no lo sé» o un «no me acuerdo». Veamos algunos ejemplos de preguntas cerradas bastante prudentes:

- «¿Te gusta ver la televisión?»
- «¿Te gustaría ver la televisión?»

- «¿Te gustaría ir a dar un paseo conmigo?»
- «¿Sabe bien?»
- «¿Te parece bien que venga a verte y me quede un rato contigo?»
- «¿Estás lo suficientemente calentito aquí?»
- «¿Nos habíamos visto antes?»
- «¿Os conocéis?»

La clave es formular preguntas que pueda responder con un «sí» o un «no» y evitar aquellas preguntas que podrían conducir a un «no lo sé» o un «no me acuerdo». No hagas la clase de preguntas que se hacen en los concursos de televisión. No hagas preguntas que impliquen recuperar información de la memoria. No preguntes nada acerca del pasado y, según a quién visites, tampoco preguntes nada que haga referencia a algo que ha sucedido hace cinco minutos.

Debes evitar preguntarle si ha comido, si se ha cortado el pelo o si la ropa que lleva es nueva. Cuando se da cuenta de que no sabe cómo responder a la pregunta, se desmoraliza. Lo mejor que puedes hacer es **no** ponerle en esa situación y la mejor manera de hacerlo es preguntarle sólo por lo que está sucediendo ahora y por cómo se siente en este preciso instante.

Las preguntas abiertas requieren algo más que una respuesta. En la mayoría de situaciones, son las preguntas abiertas las que mantienen viva una conversación. Sin embargo, con las personas que sufren Alzheimer y otras enfermedades similares, esto es algo muy delicado de hacer. He aquí algunos ejemplos de preguntas abiertas que deberías **evitar**:

- «¿Qué programas de televisión te gusta ver?»
- «¿Qué te gusta hacer?»
- «Cuéntame una historia de cuando eras pequeña.»
- «¿Cuáles son tus platos de comida favoritos?»

Piensa que no es bueno que hagas este tipo de preguntas porque la otra persona tiene que ser capaz de recordar dos cosas: la respuesta y las palabras que necesita para comunicar dicha respuesta. Puede que él consiga visualizar un programa que solía gustarle o que ella recuerde el sabor de una buena comida pero eso no significa que ninguno de los dos sepa cómo llamar a esas cosas. Por lo tanto, lo que parece una pregunta sencilla es en realidad un desafío bastante complejo para su memoria.

Sin embargo, algunas preguntas abiertas pueden funcionar:

- «¿Qué tal te ha ido el día?»
- «¿Cómo estás?»

Estas preguntas sí funcionan porque contamos con respuestas de cortesía que hemos aprendido a dar y que no necesariamente transmiten cómo nos sentimos. Son cosas que de algún modo estamos acostumbrados a responder. En cierta manera, esta clase de preguntas y respuestas son automáticas. Son una especie de lubricante conversacional: suavizan los derrapes que se producen en las conversaciones entre personas cuya relación es superficial o entre dos personas que se encuentran e intercambian unas cuantas palabras antes de pasar de largo. Por lo tanto, estas preguntas son relativamente fáciles de responder y no nos exigen que rebusquemos en nuestros bancos de memoria.

A veces, una pregunta abierta puede funcionar si se combina con la oportunidad de decir «no». Por ejemplo, la petición «cuéntame una historia de cuando eras pequeña», que podría poner a la otra persona en un aprieto, podría reformularse del siguiente modo:

- «Me encantaría oír una historia de cuando eras pequeña. ¿Te apetecería contarme una ahora?»
- «¿Es éste un buen momento para que me cuentes una historia?»

Pidiéndolo de este modo, no pones a la persona en ningún aprieto, sino que le dejas la puerta abierta al recuerdo.

Tu forma de barajar el uso de unas preguntas u otras en una conversación dependerá de la personalidad del individuo, del estilo de la conversación y de su actual capacidad del lenguaje. Por desgracia, cuanto más tiempo lleve esa persona luchando con el Alzheimer, menor será su capacidad del lenguaje. Aunque las preguntas abiertas pueden funcionar en las primeras etapas de la enfermedad, y las cerradas en las etapas intermedias, llegará un momento (a algunas personas les sucede antes que a otras) en el que las preguntas no serán más que una fuente de confusión, frustración y dolor.

Por eso es tan importante que seamos conscientes de lo mucho que dependemos de las preguntas en el marco de nuestra cultura. En nuestra sociedad es casi automático empezar una conversación y mantenerla viva a través del uso de preguntas. No obstante, las preguntas obligan a dar respuestas y el simple hecho de oír una pregunta puede poner a una persona en un aprieto. Si no es capaz de recordar la respuesta o no entiende la pregunta, sabrá que no está cumpliendo una expectativa. Además, aunque ya no entienda las palabras, aún es capaz de identificar una pregunta.

Intenta ver un programa de televisión o una película en un idioma que no entiendes. Serás capaz de reconocer una pregunta por el tono de voz, las expresiones faciales y el lenguaje corporal. También podrás determinar el humor de los actores: alegría, placer, rabia, tristeza, energía, cansancio, paciencia, frustración, tensión o calma. Las personas que sufren Alzheimer pueden leer el tono de tu voz, a pesar de ser incapaces de captar el contenido de tus palabras.

*Cuando no entiendes lo que te dicen*

A veces empezarán frases pero no serán capaces de terminarlas y volverán a empezarlas una y otra vez. Una de las frases podría empezar con algo como «Quiero que...» y acabar con palabras confusas, con palabras que no tienen sentido o, simplemente, con sonidos de frustración.

En otros momentos, toda la comunicación es confusa y no eres capaz de hallarle sentido.

Una forma de plantearse este tipo de situaciones es admitir lo que está sucediendo: «Es frustrante, ¿verdad? Tú no encuentras las palabras precisas y a mí me cuesta adivinar lo que quieres decir. Lo siento». Demostrarle que entiendes la situación, hacerte partícipe de ella y mostrarle tu empatía son una forma de respeto. He visto a muchas personas sonreír con la más maravillosa de sus sonrisas y relajarse después de haberles dicho esto. Al decirlo, les demuestras que sabes que sus pensamientos aún funcionan, que sabes que aún están ahí a pesar de que no puedan comunicarse de un modo eficaz. Ellos, por su parte, notan que les estás hablando como un adulto le habla a otro adulto. Eso es para ellos un gran alivio y les ayuda a aferrarse a quienes son.

Luego, si tienes tiempo y te sientes con ánimos, puedes intentar otra cosa distinta. Puedes preguntarles si les gustaría que intentaras adivinar unas cuantas posibilidades. Si les interesa intentarlo, explícales que lo único que tienen que hacer es responder «sí» o «no» o «te estás acercando», o algo parecido, a medida que vayas haciéndoles preguntas. Si lo entienden y quieren que continúes, intenta seguir una secuencia. Empieza por hacer preguntas basadas en categorías:

- «¿Tiene algo que ver con la comida?»
- «¿Tiene algo que ver con tu habitación?»
- «¿Tiene algo que ver con la ropa?»
- «¿Tiene algo que ver con dormir?»

- «¿Tiene algo que ver con otra persona?»
- «¿Tiene, de algún modo, algo que ver conmigo?»
- «¿Tiene algo que ver con ir a algún sitio?»
- «¿Tiene algo que ver con obtener algo?»
- «¿Tiene algo que ver con hacer algo?»

Si puedes reducirlo a una categoría, luego podrás continuar averiguando cosas dentro de esa categoría. Si es una de las tres últimas, quizá puedan mostrártelo a través de gestos. Si, por el contrario, está relacionado con la comida, puedes preguntarles si tienen hambre o si les gustaría comer alguna cosa en concreto. Y puedes continuar así hasta ir reduciendo las posibilidades. **No obstante, procura no hacer esto durante más de un minuto aproximadamente**, porque si olvidan lo que ha originado las preguntas, tendrán una nueva razón para sentirse frustrados.

Presta atención al lenguaje corporal. Si la persona con la que hablas no para de moverse, podría necesitar ir al baño. Si, por el contrario, intenta cogerte, podría querer decirte que necesita que la abraces. Por otro lado, su expresión facial puede indicar que le duele algo. Pregúntale si puede señalar dónde le duele.

El tercer planteamiento consiste en preguntar a los cuidadores. Ellos podrían saber de algo que ya se haya producido antes; en un momento en el que la persona todavía podía extraer las palabras precisas de su memoria.

Sin embargo, si todo se complica demasiado, siempre puedes poner en práctica el primer planteamiento acompañándolo de un abrazo y expresar la esperanza de que ya descubriréis de lo que se trata más tarde. Entretanto, sugiérele hacer algo distinto. Dile, por ejemplo, algo como «Mientras tanto, ¿por qué no vamos a dar un paseo?».

Por último, puedes mover la cabeza en señal de pesar y decirle que no sabes nada de eso, que desearías poder serle de ayuda pero que vas camino de otro lugar. Luego, repítele que sientes no poder ayudarle, dile que ya irás a verle otro día y sigue tu camino.

**Formas de decir «No»**

En ocasiones tendrás que decir «no», pero existen muchas formas de hacerlo:

- «Ojalá pudiera.»
- «Vaya, eso estaría bien.»
- «Ojalá pudiéramos.»
- «No lo sé. Veré lo que puedo averiguar.»
- «Me pregunto a quién tengo que ver para averiguarlo.»
- «¡Qué buena idea! Quizá podamos planear algo.»
- «No es mala idea, pero éste no es un buen momento.»
- «¿Podríamos hablar de ello la próxima vez que venga?»
- «¿Estás segura? Veré lo que puedo hacer.»
- «Creo que hoy hace demasiado frío.»
- «Creo que hoy hace demasiado calor.»

- «¿Te has dado cuenta de que hoy llueve? ¿Qué tal si lo intentamos en otra ocasión?»
- «¿Te gusta hacer eso? No lo sabía.»
- «Suena divertido.»
- «Quizá haya habido una confusión con respecto al día (o la hora).»

Éstas son las mejores formas de plantearlo aunque a veces no funcionan. Un planteamiento desesperado podría ser pasarle el muerto a otro, pero es mejor recurrir a él **sólo** cuando sea conveniente y sólo es conveniente en determinadas situaciones.

¿Qué situaciones son ésas? Generalmente, cuando te pregunta algo que no puedes decidir, que no sabes o que no deberías hacer. Algunas de las cosas que pide sólo las pueden hacer los cuidadores. Si piensa que eres un cuidador, te pedirá permiso para hacer cosas para las que no puedes o no quieres darle autorización. Si le vas dando a entender con frecuencia que no eres un cuidador, entonces, cuando te pida algo, podrás decirle que no eres uno de sus cuidadores y él te creerá.

Esto hace que los límites sean importantes. Llama su atención hacia el hecho de que has ido a visitarle, que estás muy contento de haber ido a verle y que disfrutas mucho de la visita. Así, cuando surja algo que esté claramente sujeto a la decisión de un cuidador, podrás decirle que lamentablemente no trabajas allí y que sólo estás ahí para hacerle una visita. Él entenderá que tú tampoco puedes controlarlo todo.

## Formas de indicar que le estás escuchando

- «¡Qué interesante!»
- «Parece un buen plan.»
- «Ya veo.»
- «¿De verdad?»
- «No lo sabía.»
- «Eso no me lo habías dicho antes.»
- «Gracias por decírmelo.»
- «Bueno, **eso** ya es algo.»
- «Sí, lo había oído.»
- «Sé lo que quieres decir.»
- «¿**Eso** está bien?»
- «¿**Eso** es todo?»
- «¡Ah! ¿Sí?
- «Vale.»
- «Qué bien.»
- «Suena bien.»
- «Parece estar bien.»

Aunque lo único que digas sea «ya» o «¡ah!», sabrá que la estás escuchando.

## Formas de animarles a hacer algo

A veces la idea de que algo podría ser divertido para ellos no les motiva en absoluto. Sin embargo, si tú les indicas que para ti sí sería divertido, puede que decidan que vale la pena hacerlo. Esto podría deberse al hecho de que la decisión está en sus manos o a que tienen la oportunidad de dar en lugar de recibir; de ser independientes en vez de depender de los demás. He aquí algunos ejemplos de lo que les puedes decir:

- «Me apetece mucho hacerlo. ¿Quieres venir?»
- «Lo disfrutaría más si me hicieras compañía.»
- «Voy para allá ahora. ¿Me acompañas?»
- «Voy a intentar hacerlo. ¿Quieres venir a ver cómo lo hago?»
- «Tomar una ducha caliente es una de mis cosas preferidas. No me importa esperar mientras tú disfrutas de la tuya. Me sentaré aquí y echaré una cabezadita mientras tanto.»
- «Odiaría que te lo perdieras. ¿Puedo ir contigo?»
- «Odiaría que te lo perdieras. Te esperaré aquí hasta que hayas terminado y luego nos iremos.»
- «Tengo hambre. ¿Te importaría que comiera contigo?»
- «Es fantástico hacer cosas juntos.»

## Cuándo debemos insistir y cuándo no

A menos que se trate de una cuestión de seguridad física, no vale la pena insistir. Animarles a comer, dormir, caminar o participar en actividades está bien pero, ¿debes insistir? No. Muchas cosas no son una cuestión de vida o muerte para el cuerpo. No obstante, a algunas personas les puede parecer que son una cuestión de vida o muerte para el alma. Existen muy pocas cosas que puedan controlar; muy pocas áreas en las que sientan cierta independencia. Permite que sean ellos quienes tomen las decisiones siempre que sea posible.

En vez de tomarte el hecho de que se resistan a hacer algo que tú quieres que hagan como un capricho tonto o una afrenta personal hacia ti, considéralo como una oportunidad para ellos de tomar decisiones y sentirse autónomos y respetados. ¿Qué podría ser mejor para ellos?

Esto no resulta fácil. No pienses en ellos como en tu hijo de dos años que está practicando el uso de la palabra «no» y poniendo a prueba su habilidad para enfrentarse a ti y tu resistencia a doblegarte. Hace mucho que cumplieron los dos años de edad. Puede que a ti te parezca que la situación es la misma pero para ellos no es lo mismo. Te están dando la oportunidad de demostrarles que respetas sus deseos y su derecho a tomar decisiones y que les aprecias como personas. Alégrate de tener esa oportunidad.

## Cómo interaccionar con los demás

El pasillo en el que se encuentra la habitación de tu ser querido es su vecindario. En situaciones sociales normales, cuando nos cruzamos con nuestros vecinos, les saludamos con la cabeza al pasar o nos paramos a hablar con ellos. Si hace poco que vivimos en el barrio, nos presentamos y si hemos ido a visitar a alguien y nos encontramos con sus vecinos, la otra persona nos los presenta.

Es importante que recrees esta normalidad tanto como te sea posible. Es probable que la persona a la que visitas no recuerde los nombres y puede que tampoco recuerde haber conocido a las personas que viven en su planta.

Eso significa que todo depende de ti. Si vais caminando juntos, procura pararte allí donde haya una persona de pie o sentada y encárgate de hacer las presentaciones. No importa si momentos más tarde ya no lo recuerdan. La interacción les resultará familiar y les parecerá algo normal. Ambos disfrutarán del momento mientras dure y puede que más tarde disfruten del recuerdo emocional de dicha situación.

Bastará con una conversación simple y llana:

- «Hola. ¿Os han presentado ya? ¿Os conocíais?»
- «Él es Joe y yo soy Sara. ¿Cómo te llamas tú?»
- «Encantada de conocerte, Mary. Joe, ésta es Mary. Mary, éste es Joe.»

Puedes decir que estáis dando un paseo o que Joe no lleva mucho tiempo ahí, alabar algo de lo que Mary lleve puesto o simplemente decirle que te encantaría volver a verla y que ha sido un placer hablar con ella.

Puedes repetir esto mismo en posteriores visitas. Con el tiempo, ellos sabrán que se conocen, incluso a pesar de que ninguno de ellos recuerde cómo se llama el otro. Si no lo recuerdan, no pasa nada. Lo importante es hacer que las visitas se parezcan a una interacción social normal tanto como sea posible.

Por otra parte, el hecho de presentar y volver a presentar unas personas a otras también se da en las interacciones sociales normales. ¿Recuerdas tú a todas y cada una de las personas que has conocido? ¿Recuerdas que las conocieras?

## Cómo interaccionar con los cuidadores y la dirección del centro

Los cuidadores son tus aliados y tus socios. Cuando tanto tú como ellos tenéis eso presente, todo es más fluido.

Los cuidadores pueden responder a tus preguntas, ayudarte en situaciones delicadas y ser firmes cuando tú te sientas tentado a ser indulgente. Sin embargo, debes admitir que los cuidadores están ahí todo el día y que no sólo tienen una perspectiva distinta, que incluye ejercer todas las funciones de un padre, sino que también tienen que ir de una habitación a otra a lo largo del día, cubrir las necesidades de muchas personas y llevar a cabo muchas otras labores que forman parte de su trabajo diario. Todo eso les deja, por lo tanto, muy poco tiempo para interaccionar de forma individual y personalizada con cada uno de los pacientes que están a su cargo.

En muchas ocasiones, los cuidadores están cansados, frustrados y quemados. Por regla general, están mal pagados y tienen un segundo o incluso un tercer empleo además de éste. A muchos de ellos les gustaría invertir más tiempo en pasear, hablar y abrazar a las personas que están a su cuidado pero tienen tantas comidas que servir, tanta ropa que limpiar, tantas cuestiones de higiene y cuidado personal que resolver, tantos medicamentos que administrar y tantas actividades en grupo que organizar, que les resulta difícil encontrar tiempo para mantener la relación personalizada que les llevó a escoger este trabajo como profesión.

Tú, la visita, sientes dolor. Inviertes sólo una parte del día y te centras en una sola persona. No obstante, al igual que los cuidadores, a menudo estás cansado, frustrado y quemado.

En muchos aspectos, los cuidadores y los familiares tienen mucho en común. Es necesario que cuando trabajen juntos tengan eso bien presente. Cuando los cuidadores entren en contacto con los familiares, deben pensar en su dolor y en la sensación de impotencia que tienen al no poder ayudar a alguien a quien aman. Por otra parte, cuando los familiares se dirijan a los cuidadores, deben tener en cuenta lo solicitados que están y el dolor que deben de sentir al saber que ellos tampoco pueden hacer nada para impedir que la enfermedad avance.

Los cuidadores también son personas. Cada uno tiene una formación, una experiencia y unas habilidades propias. Algunos son muy jóvenes. Además, cada uno tiene su propia personalidad y su propia forma de reaccionar frente al estrés. Algunos son más comunicativos y saben lo que han de decir y en el momento en el que tienen que decirlo. A otros se les da mejor sonreír y mantener un contacto de carácter físico. También hay algunos que tienen más paciencia que otros. Son, en definitiva, como el resto de nosotros.

Trata siempre a los cuidadores con respeto y asume que harán las cosas lo mejor que puedan. Siempre es posible avanzar pero retroceder es difícil.

Piensa en la posibilidad de pedirles su opinión. Piensa en preguntarles cómo podéis trabajar juntos y, sobre todo, piensa en preguntarles cómo **puedes** ayudar.

Si no estás de acuerdo con ellos en algo, no te tires a su cuello. No te pongas a decirles que están equivocados, a darles órdenes, a quejarte o a enfadarte con ellos.

Pídeles, en su lugar, que te expliquen la situación o el planteamiento. Diles que estás confuso por lo que ha sucedido. En ocasiones, ellos no habrán visto lo mismo que has visto tú. Piensa que a veces tendrán una razón interesante, y aceptable, para haber actuado del modo en el que lo han hecho.

Dales la oportunidad de explicártela y date a ti mismo la oportunidad de considerar su perspectiva. Puede que la encuentres válida.

En cualquier caso, la mayoría de personas estarán dispuestas a corresponder, siempre y cuando te dirijas a ellas de forma razonable y abierta. Eso significa que se interesarán por cómo viste tú la situación, por lo que te preocupa y quizá hasta por cómo te hubiese gustado que se hubiese abordado el problema. Digan lo que digan, dales las gracias por explicarte su punto de vista y valora lo que intentan hacer.

Por supuesto, es importante que evites recurrir a ellos a cada segundo. Es algo así como el cuento del pastorcillo que siempre gritaba que venía el lobo: si se hacen a la idea de que les alarmas por nada, no oirán lo que les digas.

No pienses en ellos como si fueran tus empleados. Considéralos tus socios y asegúrate de que perciben el respeto que sientes hacia ellos como personas y como cuidadores. Ellos lo merecen y tu ser querido también.

¿Qué pasa si no puedes resolver un problema? Puede que entonces tengas que recurrir a una persona con un cargo superior. Intenta encontrar una solución que sea buena para todos y ten siempre presente que los que se encuentran en el corazón de la situación no pueden hablar por sí mismos. En cierto modo, todos los implicados deberían hablar por ellos. Los cuidadores también lo saben.

## Cuando se habla de ellos como si no estuvieran presentes

Es horrible que hablen de uno como si no estuviera presente, pero es lo que les ocurre siempre a las personas que viven en centros residenciales con atención especializada. Eso les hace sentirse invisibles, como si les hubieran borrado del mapa, y resulta violento, humillante, degradante y ultrajante.

Sucede todo el tiempo y se hace sin pensar. Las visitas lo hacen y los cuidadores también. Hablan unos con otros de la vida, el historial médico o la falta de memoria de alguien y también de sus propias frustraciones. Comentan lo que acaba de hacer alguien: hablan de cómo ha actuado, de que no alcanzan a entenderla o de que tienen que limpiarle o cambiarle de ropa porque ha sufrido un pequeño accidente. A veces, las debilidades, los accidentes, los fracasos y la rabia se comentan con un lenguaje muy explícito.

Es importante que estés atento y evites hacerlo. Quizá creas que no es relevante porque es probable que el ser querido al que visitas no entienda una buena parte de lo que digas y porque además sabes que acabará por olvidarlo todo, pero sí importa. Piensa que a él le quedará la sensación de haber sido tratado de ese modo.

Si tienes que decirle algo a alguien acerca de la persona a la que has ido a visitar, busca el modo de hablar sin que te oiga. Por otro lado, si otras personas empiezan a hacer comentarios inapropiados en su presencia, interrúmpelas con delicadeza y pregúntales si puedes hablar un par de minutos a solas con ellas. Luego, condúcelas a otra habitación o llévalas hasta el final del pasillo. Recuerda que estás visitando a una persona adulta y trátala con la misma cortesía con la que tratarías a otros adultos en otras circunstancias sociales. No olvides pedir permiso antes de marcharte con otra persona.

## Contacto físico

¿Cuándo puedo tocar a la otra persona? ¿Cuándo no? La respuesta es simple: pregúntaselo.

- «Me apetece mucho abrazarte. ¿Y a ti?»
- «Me vendría muy bien un abrazo. ¿Me darías uno?»
- «Me encantaría abrazarte.»
- «¿Te importaría que te diera un beso en la mejilla antes de irme?»

Deja que sea él quien decida, hazle saber que es **él** el que **te** está dando algo y asegúrate de que le das las gracias:

- «Eso ha estado genial. Gracias.»
- «¿Podemos volver a hacerlo alguna otra vez?»
- «¿Puedo darte otro abrazo? ¿Qué tal si te lo doy ahora?»

Es posible que tome la iniciativa. Unas veces te preguntará y otras se limitará a hacerlo directamente. Puede que te coja de la mano, se apoye en ti, te dé una palmadita en el hombro, en la cabeza o en la espalda, te coja del brazo o te rodee la cintura con el suyo. Haga lo que haga actúa con naturalidad. Lo único que pretende es tener un detalle contigo para darte las gracias por tu amor y tu sinceridad. Es una muestra de confianza.

Piensa que no hay nada como el contacto físico, ya que a la persona a la que visitas le proporciona tranquilidad y consuelo.

En ocasiones, comunicarse única y exclusivamente a través de palabras no funciona. Si no es capaz de entender tu pregunta, intenta explicársela mediante gestos. Tócate la cara y luego tócasela a él. Daos un abrazo. Sonríe. Emite sonidos que denoten aprecio. Luego observa su lenguaje corporal. Si se muestra abierto e inclinado hacia ti, sonríe y está relajado, rodéale los hombros con los brazos y, si ves que se siente cómodo, dale un abrazo y transmítele lo mucho que te satisface recibir uno.

*Otras formas de contacto*

A algunas personas les gustan los masajes de manos, a otras les gusta que les acaricien el pelo y otras prefieren otras experiencias sensoriales tales como los sonidos, los aromas y los sabores. Llévale flores y algo de música. Prueba con una cinta de vídeo para bailar o con otros tipos de estimulación. Algo escurridizo, algo suave, algo cálido o algo con textura.

El tacto puede significar amor. Prueba a llevarle un animal disecado, una manta, una muñeca o una almohada. Una de las mejores cosas que le puedes llevar es un animal de compañía. El hecho de tener a un perro o un gato como mascota ayuda a las personas a sentir que han conectado.

**Emociones intensas y dolorosas**

Por desgracia, existen muchas emociones de ese tipo. Este apartado describe algunas de las más comunes.

*Sensación de traición*

Muchas personas experimentan una sensación de traición muy aguda, en especial durante las primeras semanas siguientes a su traslado a un centro residencial para enfermos de Alzheimer. Es normal. Se encuentran en un lugar desconocido rodeados de cuidadores que les dicen lo que pueden o no hacer, vecinos que les resultan extraños y parecen estar enfermos y puertas que nunca se abren para ellos.

Están encerrados en un lugar del que no se pueden marchar, no saben por dónde se mueven, están rodeados de personas desconocidas y la única habitación que pueden decir que les pertenece se parece a la habitación de un motel y tienen que compartirla con un desconocido. Además, la mayoría de sus pertenencias han desaparecido. ¿Cómo han llegado hasta allí? Las personas a las que ellos querían y en las que confiaban les han metido en ese lugar.

Todo eso es espantoso y hace que se enfaden, estén tristes y tengan miedo. Por otra parte, cuando sus seres queridos van a visitarles, pueden oler su miedo, su resentimiento, su pena y su sensación de culpabilidad y eso les hace sentirse aún más traicionados.

¿No te sentirías tú igual que ellos?

Algunas personas caen en una depresión. Otras se enfadan y se abalanzan constantemente contra la puerta que permanece cerrada. Algunos incluso intentan convencer a las visitas que les resultan desconocidas para que les abran la puerta y lo hacen poniéndose un abrigo, cogiendo un bolso y manteniendo una conversación que parece perfectamente normal.

Es importante respetar su sensación de traición. Es una emoción honesta y una reacción honesta. No le quites importancia y tampoco la ignores. Acéptala. Admítela. Demuéstrale que nunca has dejado de preocuparte por él o por ella.

Lo duro es que nosotros, como visitas, nos sentimos aún más culpables cuando nos enfrentamos al hecho de que ellos se sienten traicionados porque eso nos obliga a afrontar que siguen siendo las personas que eran, que son conscientes de que les han arrebatado el control de sus vidas, que saben que se hallan en un lugar desconocido para ellos y que tienen presente que son sus seres queridos quienes les han llevado a ese lugar.

A sus ojos, este nuevo lugar es una cárcel y el aburrimiento y la monotonía que impregna todas y cada una de las horas de todos los días es una tortura. El vacío se apodera de todo y el consuelo de los entornos, las rutinas y los objetos que les resultaban tan familiares ha desaparecido.

Es cierto que ellos se sienten impotentes pero nosotros también. Debemos transmitirles que aunque no podemos devolverles la vida que tenían antes, nuestra capacidad de amarles nunca disminuirá.

**¿Qué pasa si tú no tuviste nada que ver con que le llevaran a ese lugar?**

Si a quien visitas es a un amigo o amiga, lo que puedes hacer es reforzar sus sentimientos. Éstas son algunas de las cosas que le puedes decir:

- «Siento muchísimo que haya sucedido esto.»
- «Debe de ser muy duro.»
- «Debe de ser una sensación horrible.»
- «No te culpo por sentirte así.»
- «No puedo culparte por sentirte como te sientes.»

También puedes cambiar de tema:

- «Háblame de tu casa.»
- «Cuéntame algo del lugar donde vivías antes.»
- «¿Te costó mucho trabajo hacerlo?»
- «Suena bien.»

Puedes tranquilizarle:

- «Averiguaré como están tus animales de compañía.»
- «Estoy seguro de que tus vecinos las están cuidando bien.»
- «Parece que te ocupaste muy bien de todo.»
- «Es fantástico ver cómo las personas se sienten orgullosas de las cosas.»

Puedes hacer sugerencias positivas:

- «¿Has estado enferma últimamente? ¿Te resulta difícil hacer ciertas cosas? Quizá debas concentrarte en recuperar tu fuerza.»
- Bueno, comer bien y salir a pasear podría ayudar.

Yo también debería intentar hacerlo pero la verdad es que no he sido muy constante. Si me obligara a mí mismo a ir a dar un paseo, ¿me acompañarías?»

O puedes ofrecerle un resquicio de esperanza:

- «Piensa que hay algo bueno en todo esto porque me ha dado la oportunidad de conocerte y estoy muy contento de que nos hayamos conocido.»

**¿Qué pasa si eres tú quien ha tomado esa difícil decisión?**

Recuérdale que le quieres. Tranquilízala diciéndole que siempre buscas lo mejor para ella. Prométele que siempre estarás a su lado.

No inventes excusas y tampoco intentes justificar lo que has hecho. Es una batalla que no puedes ganar porque ninguna de las repuestas que des será lo suficientemente buena. Lo único que conseguirías sería que la conversación fuera cada vez más angustiosa, que acabarais enfadados y con los ojos llenos de lágrimas y que no hubiera forma de resolverlo o de ponerle remedio.

Cíñete a las verdades emocionales y a la validación. No puedes acceder a llevarle a casa. No puedes acceder a que ella cuide de sí misma. No puedes estar de acuerdo con él en que había otras opciones si no las había. Sin embargo, sí puedes estar de acuerdo con sus sentimientos. Puedes estar de acuerdo con ella en que este lugar no es tan acogedor como lo era su casa y en que es horrible no tener elección. También puedes reconocer que tú también estarías enfadado y que a veces la vida apesta.

Luego podéis abrazaros y llorar y encontrar algo de lo que reíros, preferiblemente de algo muy absurdo.

Lo más importante es, sin embargo, que podrás continuar visitando a esa persona. Hay que ser muy fuerte para visitar a alguien cuando sabes de antemano que te recibirá hecho una furia; cuando sabes que la persona a la que quieres puede llegar a insultarte y a decirte que te odia. No obstante, también hay que ser muy fuerte para darse cuenta de que eso es normal y de que si continúas visitando a esa persona, y haces frente a su rabia procurando no estallar, con el tiempo esa rabia acabará disminuyendo. Al darle a tu ser querido la ocasión de expresar su ira, continuando con las visitas y escuchándole, le estarás demostrando que no le has abandonado.

Intenta no interpretar más de la cuenta. No des las cosas por sentado. Las personas pueden estar enfadadas por distintas razones. A muchas personas les incomoda el cambio y otras lo temen. Quizá su rabia tenga menos que ver contigo que con el hecho de que todo es diferente. Es posible que tengan miedo de lo que pueda ocurrir después. Si las cosas ya han cambiado una vez, podrían volver a hacerlo. Eso asusta, especialmente si esa persona no lo ve venir y, además, no puede controlarlo. El miedo suele ocultarse tras la rabia. Si consigues recordar eso, serás capaz de controlar la rabia que te inunda con relativa tranquilidad y podrás reaccionar con compasión.

*Vergüenza y humillación*

No acordarse de algo. Tirar la comida sin querer. Mancharse la ropa. Ver cómo castigan a alguien. El hecho de que un cuidador te insista en que te duches ahora mismo aunque tengas visita o te mande que te vayas a la cama delante de otra persona. Oír cómo se anuncian públicamente los incidentes ocurridos en los lavabos. El hecho de que se te nieguen peticiones simples o te traten como si fueras invisible.

Todo eso son cosas humillantes porque dejan claro que a esa persona ya no se la considera una persona adulta, que no merece respeto y que no se tiene en cuenta su dignidad.

Aunque no hagamos nada más, por lo menos debemos esforzarnos para que se preserve la dignidad de nuestros seres queridos.

Debemos asegurarnos de que saben que les respetamos, les admiramos y les queremos.

Debemos asegurarnos de que nunca les llamemos la atención por el simple hecho de que se les haya olvidado algo o hayan tirado la comida sin querer. Debemos asegurarnos de que no les humillamos de ningún modo y debemos pensar en cómo hacer frente a las situaciones en las que les vemos humillados.

Una opción es advertir a los cuidadores en privado después de que se haya producido la situación. Ten en cuenta que esto es delicado y que debe hacerse amablemente y con tacto porque, de lo contrario, cabría la posibilidad de que el cuidador se lo tomara a mal. Podrías decirle lo siguiente:

- «Me pregunto si eso se podría haber hecho de otro modo. No estoy seguro del porqué, pero a mí me ha incomodado oírlo así que imagino que tú tampoco te habrás sentido demasiado cómodo diciéndolo. ¿Qué opinas?»

Entretanto, abraza a tu ser querido para demostrarle que entiendes el dolor que le ha causado y mostrarle tu desaprobación. Al hacerlo, le ayudas a recuperar el respeto que siente por sí mismo y no sólo le demuestras que tú nunca le hablarías de ese modo, sino también que le respetas igual que siempre. Puedes decirle lo siguiente:

- «Eso ha sido muy extraño. ¿Estás bien?»
- «Siento que haya sucedido eso.»
- «Eso no ha estado bien. Me ha sorprendido mucho.»
- «¿Estás bien? A mí tampoco me habría gustado que me hablara de ese modo.»
- «Esa persona debe de haber tenido un mal día. Su comportamiento no ha sido el apropiado.»
- «Esa persona debe de haber tenido un mal día. No recuerdo haberla visto actuar así antes.»
- «Me pregunto qué mosca le habrá picado hoy.»
- «Eso ha sido bastante desagradable, ¿no crees?»

O comunicárselo a través del lenguaje corporal:

- Encógete de hombros.

- Mueve la cabeza en señal de desaprobación.
- Pon los ojos en blanco.

A veces es posible que el cuidador piense que lo que está haciendo es ayudar o que haga lo que le han enseñado a hacer. Podría, por ejemplo, cortar automáticamente la comida en trozos pequeños o prepararle la ropa que se va a poner ese día. Sin embargo, si esa persona está acostumbrada a cortar ella misma la comida, el mensaje que recibe es que no la consideran capaz, que la ven como a un niño o una niña o como si fuera una incompetente y que la tratan en consecuencia. Esto puede hacer que se sienta inútil. No poder elegir lo que se va a poner cada día surte el mismo efecto y le hace sentir, además, que ya no ejerce ningún control sobre nada.

¿Qué puedes hacer si la persona a la que visitas se queja de esa clase de cosas? Puedes hacer uso de una combinación de humor, validación y ofrecimiento de ayuda:

- «Te tratan a cuerpo de rey. Ya sabes, como esa gente de las películas que tiene una criada o un mayordomo que le prepara la ropa y le hace el nudo de la corbata.»
- «Supongo que no es malo que te traten de forma especial de vez en cuando.»
- «Veré lo que puedo hacer. Podría estar bien que alguien hiciera eso por mí de vez en cuando pero yo tampoco estoy seguro de que me gustara que lo hiciera constantemente.»

Luego habla de ello en privado y con tacto con su cuidador. Puedes mencionar que esa persona está acostumbrada a cortar ella misma la comida y a escoger su ropa y que crees que todavía es capaz de hacerlo. Explícale que estás preocupado porque te lo ha comentado y ha hecho hincapié en que quiere hacerlo ella sola y en que se siente inútil porque ni siquiera tiene la ocasión de hacer eso por sí misma. Pregúntale si supone algún problema que le den un cuchillo para comer o si pueden dejar que describa la ropa que se quiere poner en el caso de que no pueda tenerse bien en pie como para sacarla del armario ella sola.

Pequeñas cosas como ésas pueden contribuir a aumentar su confianza en ella misma, conservar su salud mental y lograr que quiera aferrarse a la vida. Cuanto más hagan esas personas por sí mismas, mejor se encontrarán y más lento será su declive. Mantenerse activo, aunque sea de esta forma tan insignificante, genera respeto por uno mismo y contribuye a conservar la dignidad personal. Tomar pequeñas decisiones, es decir, actuar en lugar de que alguien actúe por ellos, hace que esos momentos del día tengan un propósito y les resulten placenteros. Todo esto en conjunto les ayuda a convencerse de que vale la pena vivir.

Piensa que el modo en que se perciben a sí mismos puede afectar a su salud. Esto también nos sucede a nosotros.

Veamos un ejemplo más de cómo algo que parece simple puede cambiarlo todo. A algunas personas les gusta llevar las camisas o las blusas por dentro del pantalón o la falda, mientras que otras prefieren llevarlas por fuera. Si el estilo personal de tu amigo siempre ha sido uno de esos dos en concreto y un cuidador empieza a vestirle de la otra forma, se sentirá diferente. Puede que no sea capaz de expresarlo pero se lo tomará a mal. A sus ojos, esa persona no es él. Lo que le duele es que el cuidador no le ve tal y como es en realidad y ahora, por su culpa, los demás tampoco le verán tal y como es. Lo que le asusta es el hecho de que está perdiendo el control sobre la persona que es en realidad y que quizá acabe perdiéndolo por completo.

Sin embargo, el cuidador no está haciendo nada mal. Es simplemente una cuestión de no conocer los hábitos o preferencias de aquellas personas a las que cuida. Si la persona a la que visitas te lo comenta, o tú notas que su estilo personal ha cambiado, lo que puedes hacer es hablar discretamente con el cuidador para verificar si la persona en cuestión le ha expresado su deseo de cambiar de estilo.

Al formular la pregunta, alertarás al cuidador del cambio y del hecho de que eso se le ha pasado por alto. En la mayoría de los casos, a los cuidadores les agrada saberlo.

*Pena, dolor y miedo*

La demencia afecta a las personas de muchas formas distintas. Algunas personas se pasan el día llorando. Piensa que no queda claro hasta qué punto pueden controlar ese comportamiento y que existen diversas formas de enfrentarse a él:

- Abrázale y dile que te importa.
- Salúdale con una sonrisa.
- Alárgale la mano y pregúntale si le gustaría ir a caminar un rato.
- Tiéndele una mano y di «Vayamos a caminar un rato», y luego empieza a hacerlo.
- Háblale de otra cosa.
- Elogia algo de lo que lleve puesto.
- Salúdale y dile que hace un día precioso.

No obstante, es posible que su llanto no forme parte de la demencia, sino que sólo sea una reacción a ella. Es de esperar que se sientan afligidos por haber perdido la vida que llevaban. Nosotros también lloraríamos ante la perspectiva de que todo fuera a menos; ante tantas y tantas pérdidas por lo que se refiere a las funciones físicas y mentales, las relaciones, las actividades diarias, las posesiones y los entornos que nos resultan familiares.

A veces, cuando nos mudamos, parece como si todos nuestros lazos se rompieran. Se rompen los lazos que nos unen a la familia, los amigos, la comunidad, los recuerdos y el pasado. No obstante, a nosotros nos resulta más fácil responder a ese sentimiento de pena porque nos resulta familiar. Tiene sentido.

Esta clase de pena tiene que ver con cómo la edad y la enfermedad nos traicionan. Los abrazos, la tristeza compartida, el reconocimiento, el hecho de aceptar los días tal y como se presenten —en definitiva, las formas habituales de abordar la pena— son todo lo que puedes ofrecer. Puede que no siempre funcionen pero por lo menos tu esfuerzo ayuda.

La pena puede dar paso a la depresión. No es algo fuera de lo común ni resulta sorprendente. Ten en cuenta que en su vida se han producido muchos cambios negativos a la vez: pérdida del hogar, pérdida de las posesiones, pérdida del poder para tomar decisiones; miedo a no estar seguros de quiénes son o de quién eres tú; miedo a estar solos; miedo a no saber dónde ir, qué hacer o dónde se supone que deben estar; miedo a no disponer de un lugar en el que quedarse; miedo a no saber cómo llegar a casa. La depresión se puede curar con terapia o con medicación. Sin embargo, las causas de la depresión son reales y no desaparecerán y las perspectivas de conseguir algo mejor algún día si esperamos lo suficiente, rezamos lo suficiente y vivimos lo suficiente no existen. Por lo tanto, los planteamientos que utilizarías o las cosas que le dirías a una persona en el mundo exterior, aquí sólo serían mentiras.

Para ayudar a una persona a la que se le ha diagnosticado una depresión clínica es necesario recurrir a la ayuda de un profesional. Ayudar a las personas que sufren otros tipos de depresión es diferente. Ayúdales a superar su dolor y a vivir el momento: a no mirar hacia delante y tampoco hacia atrás. Piensa que, al fin y al cabo, ésta es una fase a la que todas las personas que sufren la enfermedad de Alzheimer acaban llegando de todos modos. Entretanto, el hecho de ayudarles a vivir el momento y a hacer que esos momentos sean útiles y les resulten placenteros, combatirá la depresión.

*Celos y envidia*

La persona a la que visitas podría ponerse celosa si hablas con otras personas. Por otra parte, si la vas a ver muy a menudo, los demás enfermos podrían envidiarla a ella.

Ambos sentimientos se resuelven y se disipan con el tiempo, siempre y cuando hagas ver a tu ser querido que sigue siendo el principal motivo de tus visitas y siempre que los demás enfermos disfruten de parte de tu tiempo y sean el centro de tu atención durante esos momentos.

*Amor*

La necesidad de establecer conexiones, de mantener una relación, no desaparece. Para algunas personas, una relación amorosa es más estimulante, más fortalecedora y más reconfortante que casi cualquier otra cosa. No es raro ver a hombres y mujeres coquetear, cogerse de la mano o caminar cogidos del brazo o de la cintura. Sus caras están llenas de alegría, sus voces llenas de ritmo y sus pasos llenos de garbo. Les hace felices y les proporciona la sensación de tener un propósito, de que les quieren y les valoran, de que han conectado y de que comparten algo. Satisface las necesidades emocionales que no se han satisfecho en ningún otro aspecto.

Por regla general, no suelen ir más allá del coqueteo y la amistad, pero en ocasiones sí lo hacen. Unas veces se abrazarán y se besarán. Otras veces, los sorprenderán acurrucados en su habitación. Esto podría incomodar a los niños, así como a su cónyuge, a quien no reconocen o no recuerdan.

Sin embargo, no perjudica a las personas que lo hacen, sino que da color y significado a sus vidas. Los doctores tienen una regla muy especial: «Ante todo, no hagas daño». Lo que deben tener en cuenta los familiares es que como seres adultos que son, sus seres queridos tienen la discreción, la independencia y el derecho de construir relaciones. A pesar de sufrir cierto deterioro, siguen siendo personas adultas y éstas son actividades que disfrutan recordando; actividades que continúan resultándoles placenteras.

Si ves que tus seres queridos todavía tienen necesidades emocionales e impulsos sexuales, y no perjudican a nadie, déjales que hagan lo que quieran. Su mundo es cada vez más pequeño, sus recuerdos son cada vez más vagos y su actividad es cada vez menor. Por muy duro que nos resulte, debemos tener presente que no somos sus padres y que sólo debemos interferir cuando su seguridad esté en juego.

**Capítulo 3**

# Cómo responder

Una oreja vale más que mil lenguas

«Aunque uno no siempre recuerde con exactitud por qué ha sido feliz, no olvida nunca que lo ha sido.»

W. H. AUDEN

Cuando visites a alguien que sufre la enfermedad de Alzheimer u otra enfermedad similar, es muy probable que también te relaciones con otras personas. Cualquiera de esas personas podría hacerte preguntas o pedirte algo. Incluso podría suplicarte que hicieras algo. Muchas veces dichas peticiones provendrán del ser querido con el que compartes tu hogar. En estos casos, las respuestas perfectas no existen pero sí hay algunas que podrías probar.

**Cosas que pueden preguntar o decir**

**«Por favor, llévame a casa contigo.»**
Esto te romperá el corazón. La única respuesta que puedes darle es rodearle con los brazos y decirle «ojalá pudiera» o algo parecido, en un tono de voz que sea lo más sentido posible.

Una de las formas de evitar que te pida que le lleves a casa es intentar no emitir señales que denoten que puedes marcharte. Llevar puesto un abrigo o una chaqueta, por ejemplo, indica que vienes del exterior y que te vas a ir. Llevar un bolso o una mochila también le hace saber que gozas de libertad de movimiento. Si vas a entrar en un centro o residencia para enfermos de Alzheimer, deja todo lo que lleves en el coche y cuelga tu abrigo en una de las taquillas o armarios del vestíbulo. ¡Ah! y mantén las llaves apartadas de su vista.

En función de la situación, quizá prefieras evitar mencionar que has ido hasta allí en coche. Muchas de las personas que se encuentran en residencias vigiladas buscan una forma de escapar de ellas y saben que un medio de transporte es un factor clave para lograrlo. Darle esperanzas, aunque no lo hagas a propósito, es cruel.

Alternativamente y, te repito, dependiendo de la situación, quizá quieras decirle que hoy no puedes llevarle a casa contigo porque tienes que ir a trabajar o has quedado con alguien. No obstante, este planteamiento no es el mejor porque subraya el hecho de que tú puedes marcharte, además de que habrá veces en las que no podrás decir ninguna de esas dos cosas porque no sería verdad. Debes ser sincero para que te considere una persona sincera. Esa sinceridad le reconfortará. Piensa que es muy importante para ellos sentir la sinceridad de los que les rodean ahora que su mundo parece estar del revés.

## «Quiero llamar a mis padres para que vengan a recogerme.»

En la mayoría de los casos, los padres de las personas que tienen edad para sufrir Alzheimer u otras enfermedades similares ya no viven. ¿Qué bien les haríamos diciéndoles que sus padres han muerto y haciendo que volvieran a sufrir una conmoción a causa de un sentimiento de pena y de pérdida que ya experimentaron en su momento? Existen muchas otras formas de manejar esta situación.

Algunas de ellas implican hacer que la conversación gire en torno a sus padres. Podrías decirle lo siguiente:

- «Tus padres te querían mucho, ¿verdad?»
- «Háblame de ellos.»
- «Apuesto a que tu padre era alto, como tú.»

Otras respuestas requieren que apeles a la razón, y a veces funciona. Podrías hacer referencia al tiempo: «Fuera hace mucho frío (o llueve mucho), ¿por qué no esperas a mañana? No creo que quieras que salgan a la calle con este tiempo». Si está empezando a anochecer, podrías mencionar que es mucho mejor viajar de día.

A veces, esto implicará que tengas que hacerle preguntas. Aunque normalmente debas evitar formular preguntas que le hagan darse cuenta de que no es capaz de recordar las respuestas, en este caso en concreto lo que pretendes es precisamente que se dé cuenta de que no las recuerda. Si insiste en llamar, por ejemplo, reconoce que lo de llamar es siempre una buena idea y pregúntale si en la residencia tienen teléfono. Luego, pregúntale si tienen el número de teléfono a mano. Lo más probable es que no lo tengan.

También puedes hacer referencia al derroche de dinero que ocasionaría el hecho de marcharse ahora: «No sé, pero parece una tontería derrochar todo ese dinero». Pausa. «Bueno, creo que tu cena está ya pagada y tu habitación, también. ¿Por qué no te aprovechas de todo eso? Después de todo, está todo pagado. Ya lo decidirás mañana.»

**«Vayámonos. Tú puedes llevarme en coche. ¿Verdad?»**

No entres en la discusión de si tienes coche o no. Podría dar lugar a que tuvieras que mentir y de todos modos lo que le dijeras no resultaría muy verosímil. Dile, en su lugar, que no estás seguro de la dirección y de cómo llegar hasta allí y pregúntale si tiene esa información en algún sitio.

En el caso de que la tenga, pregúntale si tiene la llave. Si no la tiene, explícale que odiarías llevarle hasta allí y encontrarte con que no podéis entrar. Explícale que siempre es mejor que esperen su llegada y ofrécele intentarlo en otra ocasión.

**«¿Dónde está la salida? ¿Es ésa la puerta? ¿Puedes abrirla?»**

Estas preguntas son difíciles de responder. Es evidente que tú has entrado allí de algún modo y que también te marcharás de algún modo. Tu forma de enfrentarte a esta situación dependerá de la personalidad del enfermo, de lo avanzada que esté la enfermedad y de lo cómodo que te sientas. Si la persona a la que visitas está muy desconcertada, puedes sugerirle caminar en una determinada dirección para comprobarlo y luego intentar cambiar de conversación antes de que lleguéis al lugar al que os dirigíais. También podrías preguntarle dónde piensa ir y cómo piensa llegar hasta allí. Si lo que dice es cierto, puedes responderle que los transportes públicos no funcionan o que no hay y sugerirle que lo intentéis el próximo día. En determinadas situaciones, si se encuentra en una de las primeras fases de la enfermedad, podrías recordarle contra lo que está luchando y explicarle que, por ahora, éste es el lugar donde mejor pueden enseñarle a hacer frente a lo que le sucede. No obstante, quizá prefieras consultar este planteamiento con un cuidador antes de ponerlo en práctica. Si no es algo que pueda asimilar o controlar, puedes limitarte a decirle que ahora mismo no se encuentra bien y que primero tiene que prepararse para ponerse mejor.

En el caso de que sea muy directo y señale la salida correcta, dile que puedes verificarlo pero añade que no tienes la llave. También podrías decirle que no es hora de que la abran y sugiérele hacer algo juntos mientras tanto.

**«Necesito hablar con un responsable. ¿Dónde están las oficinas?»**

Normalmente hay una sala de enfermeras dentro de la parte vigilada del centro o residencia y unas oficinas centrales en el exterior. Puedes indicarle cómo llegar hasta el lugar donde se encuentra la sala de enfermeras. Es una buena opción porque si quiere algo que las enfermeras no pueden o no deben darle, ellas sabrán cómo actuar.

Sin embargo, a veces lo que quiere es ir a las oficinas centrales. Si has ido a verle en fin de semana, puedes indicarle que es probable que dichas oficinas estén cerradas porque hoy es un día festivo pero que puede dejarlo para el lunes.

**«¿Te conozco?»**

Si un pariente o alguien a quien hace tiempo que conoces te pregunta esto, dile la verdad. Respóndele: «Sí, pero hace tiempo que no nos veíamos». Si has cambiado algún aspecto de tu apariencia (el color o el largo del pelo o el peinado; el peso; las gafas; el estilo o los colores de la ropa), tu voz ha cambiado de algún modo (se ha vuelto más ronca, grave, aguda o velada) o has estado enfermo y estás más pálido, hazle saber cuál ha sido el cambio y coméntale que tus amigos también han tardado en reaccionar.

Si os acabáis de conocer o sólo os habéis visto unas cuantas veces, porque da la casualidad que esta persona vive en la misma residencia en la que reside la persona a la que visitas, prueba con una de las siguientes respuestas:

- «No, en realidad no, pero es un placer conocerte.»
- «Sólo nos hemos visto una vez pero fue algo muy breve y no tuvimos ocasión de hablar. Es un placer tener la oportunidad de hacerlo ahora.»
- «No estoy seguro de que nos conozcamos. Me resultas familiar pero no recuerdo que nos hayan presentado. De todos modos, estoy encantado de conocerte ahora.»

**«¿Quién eres?»**

Si alguien a quien conoces bien y desde hace tiempo te pregunta esto, dile cómo te llamas. Explícale que eres amigo o hijo de tal persona y dile «Me gustaría hacerte una visita, si éste es un buen momento para ti». Con esto darás énfasis al hecho de pasar tiempo juntos y además pondrás en sus manos el control de la visita. Recuerda que no quieres que le dé vueltas al hecho de que no es capaz de reconocer a alguien porque es algo desagradable y embarazoso.

Una vez que la visita haya terminado, hazle saber lo mucho que has disfrutado de ella y que te gustaría ir a verle otro día, si le parece bien. Díselo en tono interrogativo. Cuando te invite a volver, dale las gracias afectuosamente y dile que volverás pronto a verle. Luego márchate.

**«Estoy muy cansada. Quiero dormir.»**

Ofrécete a llevarla a su habitación y a ayudarla a estirarse para que descanse un poco. También podrías sugerirle ir a beber o a comer algo. Esto dependerá en gran medida de su dieta y de si a su cuidador le parece bien que coma entre horas. A menudo, cuando alguien está cansado, un vaso de zumo, una copa de helado o un suplemento alimenticio pueden reanimarle. La combinación de fluidos, azúcar y la sensación que le causa el hecho de que le estén dando un trato especial aumenta su energía física y emocional. Esto suele darse aún más en las fases intermedias de la enfermedad, así como en las últimas, en las que los enfermos de Alzheimer dejan de interesarse por la comida, se niegan a comer a la hora de la comida y se deshidratan.

No obstante, es importante que siempre preguntes antes a una enfermera. Algunas personas son diabéticas y no pueden tomar azúcar. Otras siguen dietas muy estrictas por otras razones. Los médicos suelen mandarles comida líquida. Sin embargo, aunque sepas que tu ser querido se bebe un bote de comida licuada todas las noches para complementar su dieta, debes preguntar para saber con certeza si se lo ha tomado ya o no.

**«No sé qué hacer. Hoy no me encuentro bien.»**

Sugiérele ir a caminar. Coméntale que has pensado en ir a caminar un poco y pregúntale si le gustaría acompañarte. Dile que te gustaría disfrutar de su compañía. Caminar abre el apetito, hace que uno se sienta activo, da energía y alivia. Además, el hecho de que alguien quiera disfrutar de su compañía también le hará sentir muy bien.

Si persiste, pregúntale qué es lo que le preocupa. ¿Le duele algo? ¿Qué le duele? ¿Dónde? Pídele que te señale dónde le duele. Luego puedes ir a preguntar a alguno de sus cuidadores si ya lo ha mencionado antes. Es posible que te diga que es un dolor normal o que ya han examinado ese problema con anterioridad. Aunque también puede que te dé las gracias por alertarle de ello.

Es posible que la persona a la que visitas se queje de que nada va bien, de que no hay nada que hacer, de que está cansada de estar en ese lugar y de que lo único que hace es estar sentada. Reconoce su verdad y reconoce sus sentimientos. Si trabajas, coméntale que al parecer hay personas que tienen mucho que hacer y otras que no hacen nada; que hay gente que se pasa todo el día trabajando y gente a la que le sobra el tiempo; que no parece haber un término medio; que tú, como mínimo, no has logrado mantener un equilibrio. Esto os dará la oportunidad de menear la cabeza, reíros y compartir un tema de interés mutuo.

Asimismo, te dará a ti la ocasión de continuar la conversación con afirmaciones como éstas:

- «A veces es como si lo único que pudieras hacer es poner un pie delante de otro.»
- «Hay días en los que las cosas salen bien y otros en los que no. Sólo nos queda seguir adelante.»

Lo principal, lo que ayuda, es que ambos estéis del mismo lado. Esta observación, esta perspicacia y esta experiencia son algo que ambos compartís y la sensación de compartir algo, la sensación de que la entiendes, refuerza los sentimientos de esa persona y hace que sienta que está conectada a ti. La validación y la conexión con otra persona son dos de las experiencias más enriquecedoras que existen. Llevan luz allí donde hay oscuridad. Plenitud a donde hay un vacío. Franqueza a donde parecía haber reservas. Dignidad cuando ésta parecía estar desapareciendo.

**«¿Estarás aquí esta noche?»**

Lo más probable es que no hayas planeado pasar allí la noche. Dile simplemente: «No, sólo he venido a visitarte». Respóndele lo mismo cada vez que te haga esa pregunta. También puedes añadir frases tales como «Pero voy a quedarme un rato», «Disfruto mucho hablando contigo», «Tenía muchas ganas de verte» o «Me gustaría mucho ir a dar un paseo. ¿Te apetece ir a caminar un poco conmigo?».

**«¿Te vas a quedar conmigo? ¿Vas a ser mi compañero de habitación?»**

Puedes responderle algo como «Me encantaría pero ya tienes compañero de habitación». Es posible que tengas que ir a buscar a su compañero de habitación y volver a presentarles y quizá tengas que hacerlo varias veces. Si en la puerta hay una placa con sus nombres, señálasela. Cuéntale que has conocido a su compañero de habitación y que es una persona encantadora o dile que ha sido un placer conocerle.

**«No tengo hambre. No quiero ir a comer. Si no puedo irme a casa, no pienso comer.»**

Dile que ha de coger fuerzas. Explícale que si no come perderá energía y fuerza y le resultará más difícil irse a casa y moverse por ella. Pregúntale si le parecería bien que te quedaras a comer con él. Dile que te alegraría mucho disfrutar de su compañía.

Si al principio no basta con esto, deja el tema. Si tienes tiempo, dile que quieres esperarte un poco para comer con él y pregúntale si le parece bien. Si no te puedes quedar mucho más tiempo, dile que te hubiese gustado esperar hasta que vuestros estómagos empezaran a rugir de hambre pero que tienes algo que hacer. Añade, sin embargo, que esperas que la próxima vez que os veáis podáis comer juntos. Esto da a las personas que «no tienen hambre» algo en lo que pensar. Actúa cariñosamente y de forma muy cordial. Algunas personas estarán dispuestas a comer con tal de tener compañía.

Si se niega a comer, no le obligues. Si más tarde tiene hambre, ya se lo dirá a alguien. Por regla general los cuidadores guardan algo de comida y se la dan cuando la pide. En el caso de que ese día la comida no le apetezca, se le puede ofrecer un suplemento alimenticio. Los hay de muchos sabores y los de sabor a chocolate suelen ser sus favoritos. No obstante, la dieta se la pone el médico, así que es mejor que preguntes a alguno de los cuidadores antes de dárselo para asegurarte de que puedes hacerlo.

Si sabes qué clase de comida en especial le gusta a esa persona, o uno de los cuidadores está familiarizado con sus platos preferidos, pregunta si queda algo. Haz que parezca especial y lo será.

**«Sólo intentas complacerme. Siempre dices lo mismo pero en realidad no me das ninguna respuesta.»**
Ésta es una situación difícil porque puede que tenga razón. La persona a la que visitas se ha dado cuenta de que le estás contestando con evasivas; de que estás esquivando lo que te pregunta o te pide. Sé honesto. Dile algo como «A veces no sé qué decir». Muéstrate arrepentido. Incluso podrías añadir algo así como «¿Te ha sucedido eso alguna vez?».

También puedes decirle «Hay tantas cosas que desearía saber hacer pero el caso es que no sé hacerlas. Todo lo que puedo decir es que sigo aprendiendo y continuo intentándolo. Siento no poder hacerlo tan bien como deseas. ¿Podrás perdonarme?».

Si no, en vez de pedir perdón, dile que te cae muy bien, que disfrutas mucho de su compañía y que estás muy contento de conocerle.

Debes admitir la justicia de sus observaciones y mostrarte sensible a sus sentimientos. (Este planteamiento está mejor desarrollado en el capítulo 1. Quizá te resulte útil volver atrás.)

**«No sé lo que me pasa.
¡Es como si no fuera capaz de recordar nada!»**

Esto asustaría a cualquiera. No hagas caso omiso. Admítelo. Dile «Es espantoso, ¿verdad?». Dale la oportunidad de hablar de ello. Compadécete de él. Intenta determinar si desahogarse le ayuda o le trastorna aún más. Piensa que esto no sólo varía de una persona a otra, sino que variará según el momento aunque se trate de la misma persona. Si ves que más que ayudarle le trastorna, toma las riendas de la conversación. Tranquilízale.

- «No te fuerces. Ya pensarás en ello más tarde.»
- «No te fuerces. A veces es mejor que hagas otra cosa distinta durante un rato.»
- «A mí nunca me ha ido bien forzarme. Me va mejor relajarme y pensar en otra cosa o hacer algo distinto.»
- «Hagamos algo distinto durante un rato. Seguro que en cuanto dejes de intentar recordarlo te vendrá a la memoria.»
- «A veces la memoria nos juega malas pasadas. Siempre nos falla cuando intentamos recordar algo y hace que nos frustremos. ¿Te has dado cuenta de eso? Yo sí.»
- La memoria es una bromista. Es como los niños, que te tiran del pelo cuando no les ves y luego te

miran con carita de inocencia. Tienes que hacer ver que no te importa. No le des esa satisfacción.»

Luego, cambia de tema o sugiérele hacer algo o ir a algún sitio.

**«No sé qué hacer. No tengo dinero.»**
Tener dinero forma parte del hecho de ser adulto. El dinero significa independencia, flexibilidad y seguridad. Cuando tenemos dinero, sentimos que podemos comprar comida y ropa, pagarnos un techo bajo el que cobijarnos, arreglar el coche si se estropea, adquirir algo que nos hemos sentido impulsados a comprar, obtener ayuda y hacer alguna escapada. El dinero es, en definitiva, uno de los principales medios que tenemos en la vida moderna de sentir que controlamos lo que ocurre en nuestra vida diaria.

Por lo tanto, preocuparse por no tener dinero puede convertirse en un temor y en una preocupación general, y también específica. La preocupación específica de no tener dinero hace referencia al hecho de no poder pagar las comidas, una habitación donde pasar la noche o un trayecto en autobús, tren o taxi para regresar a casa.

Si la pregunta es de carácter general, puedes probar a decirle lo siguiente:

- «No sé qué ha pasado con tu dinero pero podríamos ir a buscarlo.»

- «¿Crees que puede estar en tu habitación?»

- «¿Has cambiado de bolso?» (Pregúntale esto sólo si lo lleva consigo.)

- «No te preocupes por el dinero. Está todo arreglado.»
- «Aquí ya está todo pagado.»
- «Aquí estás a gastos pagados, así que por ahora no tienes de qué preocuparte.»

Si la pregunta es específica, el planteamiento es similar:

- «Tus gastos están pagados.»
- «Tu comida ya está pagada.»
- «Tu habitación ya está pagada para esta noche, así que no te preocupes.»
- «Ya está todo pagado. ¿No es fantástico?»

**«Ayudadme, por favor.**
**¿Puede alguien ayudarme, por favor?»**

Duele oír este tipo de cosas. ¡Hay tanta desesperación en sus palabras! Quizá no las pronuncie la persona a la que visitas pero si te paras a preguntar cómo puedes ayudar, es probable que lo único que esa persona pueda hacer sea repetir sus súplicas una y otra vez sin concretar nada.

Si te piden algo concreto, y es algo que puedes hacer, hazlo. Si resulta ser alguna de las peticiones de las que ya te he hablado en este apartado, actúa como corresponda. Si, por el contrario, es una petición a la que no sabes cómo responder, o que no sabes si puedes satisfacer, dile que verás lo que puedes hacer o pregúntale si le gustaría ir contigo a averiguarlo.

Muchas veces no será posible hacer lo que te pida. Aunque te desagrade descubrir que no puedes darle lo que quiere, no pienses que no has podido ayudarle. El simple hecho de preguntarle qué desea le demostrará a esa persona que te preocupas lo suficiente por ella; que te preocupa lo suficiente como para intentar averiguar si es posible darle lo que quiere; que por lo menos has intentado encontrar una solución con la ayuda de uno de los cuidadores. Te has preocupado, le has prestado atención y lo has intentado. Eso es algo significativo.

¿Cómo sabrás que has marcado la diferencia? A veces te dará las gracias. Además, puede que el próximo día que vayas a visitar a esa persona acuda directamente a ti para pedirte lo que quiere, en vez de pedirlo de forma general a cualquiera que pueda oírle. Aunque no sabrá quién eres, ni tampoco recordará el incidente anterior, sí habrá retenido en su memoria el hecho de que te preocuparas por él, y tu esfuerzo no habrá sido en vano.

**Capítulo 4**

# Todo lo que puedes y no puedes hacer

## Aprender el lenguaje de la dignidad

«Nos privamos de la vida por falta de atención, ya sea a la hora de limpiar ventanas o de intentar escribir una obra maestra.»

Nadia BOULANGER

Todo se reduce a una simple pregunta que puedes hacerte a ti mismo: ¿Esto hará que mi ser querido se sienta más cómodo o más incómodo?

Si formulas una pregunta que implique rescatar algo de la memoria, dicha pregunta hará que la persona que sufre la enfermedad de Alzheimer se sienta incómoda. Esto significa que **ella** puede pedirte información **a ti**, pero que es mejor que **tú** no se la pidas a **ella**.

No obstante, no es sólo una cuestión de memoria. Hay muchas cosas que tienen que ver con su necesidad de entender quién es, dónde está, cómo funciona este nuevo mundo y, en ocasiones, por qué está ahí. Éste es el trabajo que realizan los niños pequeños durante sus primeros años de vida, aunque a las personas que sufren Alzheimer u otras enfermedades similares les resulta mucho más difícil llevarlo a cabo. A medida que nos hacemos mayores, nos cuesta más aprender cosas nuevas. Sin embargo, en este caso hay aspectos que recuerdan, hábitos inculcados y un presentimiento de cómo se supone que deben ser las cosas, con los que ya no pueden contar. Esto se ve agravado por el hecho de que sus cuidadores no les dejan hacer las cosas que ellos están acostumbrados a poder hacer. Cuando las personas adultas que en su momento fueron independientes, lozanas y despabiladas perciben esto, lo encuentran humillante. Por otro lado están las particularidades de la enfermedad en sí que además de explicar por qué se encuentran en esta situación, contribuyen a que no sean capaces de hallarle sentido a su vida diaria. Eso es espantoso.

Si de pronto para ti nada tuviera sentido, si lo que pudieras o no hacer y lo que los demás te permitieran o no hacer no pareciera seguir ninguna lógica, si no supieras que cosas acarrean unas u otras consecuencias y qué recursos tienes a tu alcance, tú también tratarías de averiguarlo y te sentirías inseguro, como si hubieses perdido el equilibrio.

Veamos algunas de las cosas que puedes o no hacer.

### Lo que no puedes

No les preguntes lo que han comido al mediodía.

No les preguntes qué hora es, a menos que sigan llevando reloj y sepan cómo hacer uso de él.

No les preguntes lo que han hecho hoy.

No les preguntes qué les gustaría hacer ahora, sino hazles alguna sugerencia.

No les preguntes dónde compran la ropa.

No les preguntes cómo se llama la persona que está sentada junto a ellos.

No les pidas que te digan cómo te llamas o qué relación tienes con ellos.

No introduzcas otros nombres en la conversación sin explicar quiénes son esas personas.

No les digas «Acabas de decírmelo».

No les digas «Ya lo sabía».

No les preguntes «¿Qué tipo de música te gusta?».

No les preguntes si quieren ver un determinado programa.

No les digas «Hablamos de esto la última vez que estuve aquí».

No les digas «Acabo de explicártelo».

## Lo que puedes hacer

Di «Gracias por decírmelo».

Di «¡Qué color tan bonito!».

Di «Es un placer verte».

Di «Disfruto mucho hablando contigo».

Di «¿Puedo volver a visitarte otro día?».

Si surge algún tema de interés común, indícalo. Por ejemplo, si alguien habla de ser profesor y tú has dado alguna clase, habla de ello.

Pregúntale si quiere ver la televisión.

Di «¿Quieres ir a ver lo que sucede allí? Vayamos a ver».

Di «Voy a ir a caminar un rato. ¿Te gustaría ir a caminar conmigo?».

Di «Ojalá fuera una persona tan viva como tú» o «tan solícita», «divertida», «fuerte» o «resistente» (alguna característica real de su personalidad que concuerde con lo que sientes).

Di «Tienes un gran sentido del humor».

Sé sincero. Si no lo eres, se dará cuenta.

Sé paciente.

Déjale que sea el invitado o la invitada.

Déjale hacer las veces de padre. Permítele que te dé instrucciones y consejos y que te reprenda un poco.

Deja que hable de su profesión. Muchos creerán que todavía la ejercen.

Haz honor a sus conocimientos, su sabiduría y sus decisiones.

Dale las gracias por sus consejos, sus ideas y su amabilidad.

Finalmente, no seas, en general, protector o condescendiente con ellos. Sé respetuoso y trátales del mismo modo en que te gustaría que te trataran a ti. Ellos te corresponderán.

## Otras cosas que puedes hacer

Llévales la música que les gustara en algún momento de su vida y un aparato para reproducirla pero no les hagas intentar recordar que les gustaba diciéndoles que era su música favorita. Diles simplemente que les has llevado algo de música para que la escuchéis juntos mientras habláis y pregúntales si les gustaría oírla. Si se ponen a cantar o comentan lo mucho que les gusta, entonces diles lo contento que estás, que a ti también te gusta y que esperabas que les gustara. Vuélvela a llevar otro día.

Haz lo mismo con libros. Si la persona a la que visitas es tu padre y hay algún libro que soliera leerte cuando eras pequeño (especialmente si se trata de un libro ilustrado), llévaselo y dile que recuerdas que te gustaba mucho y que te gustaría volver a leerlo. Luego pregúntale si le importaría.

Los álbumes de fotos son algo delicado. Piensa que les resultará difícil recordar los nombres, las caras y la relación que mantenían con las personas que aparecen en las fotos, especialmente conforme la enfermedad vaya avanzando. Quizá quieras llevarle un álbum de fotos de cuando los hijos de esa persona eran pequeños —en el que todo el mundo tendrá el mismo aspecto que tenía entonces— para verlo juntos. Suele ocurrir que las personas que sufren Alzheimer piensan que viven en una década distinta. El pasado es su presente y todos los años que han pasado desde entonces hasta ahora no han tenido lugar para ellos, por lo que sólo son capaces de reconocer a las personas que conocen por el aspecto que tenían en aquel momento.

Si el álbum incluye pies de foto, mejor que mejor. Si no, pregunta a otros familiares si les parecería bien que pusieras etiquetas. No empieces las frases con un «¿recuerdas cuando...?». Haz, en su lugar, comentarios sobre lo que sucede en la fotografía, sobre el peinado o la ropa de alguna de las personas que aparecen en ella o sobre algo que le resulte fácil de relacionar literalmente. Asegúrate también de proteger tus recuerdos. Si pretendes dejar que se quede con el álbum, cerciórate de que has hecho una copia. Sería una pena que este tesoro familiar se perdiera.

Si le gustaba la jardinería o las flores, llévale catálogos de flores y semillas. Si le gustaban los muebles, llévale catálogos o revistas de decoración que reflejen diferentes estilos y formas de colocarlos. Lleva algo que pueda ojear y que no tenga que leer.

Llévale algo que sepas que encaja con alguna de sus anteriores aficiones pero actúa como si fuera a ti a quien te interesara. Si le gusta lo que le has llevado y lo recuerda, genial. Si no, no pasará nada porque no le habrás puesto en un aprieto ni habrás hecho que se sienta avergonzado.

## Más cosas que puedes o no hacer

A veces, ayuda ver lo que puedes o no hacer en dos columnas, una al lado de la otra. Esta lista amplía las anteriores.

| **No digas** | **Di** |
|---|---|
| ¿Qué has comido hoy? | ¿Qué tal has comido hoy? |
| ¿Qué hora es? | Ya casi se ha pasado el día, ¿verdad? |
| ¿Qué has hecho hoy? | ¿Qué tal estás? |
| ¿Ha sido un día duro? | ¿Qué tal te ha ido el día? ¿Igual que siempre? |
| ¿Qué te gustaría hacer ahora? | ¿Te gustaría ir a dar un paseo? |
| ¿Ese jersey es nuevo? | ¡Qué jersey tan bonito! No recuerdo habértelo visto antes. |
| ¿Quién es ése (o ésa) que está sentado ahí? | Esa persona parece agradable. Vayamos a conocerla. |
| ¿Sabes quién soy? | Hola, estoy muy contento de verte. |
| Acabas de decírmelo. | Eso es interesante. No lo sabía. |
| Ya lo sabía. | Gracias por decírmelo. |

| **No digas** | **Di** |
|---|---|
| ¿Qué tipo de música te gusta? | ¿Quieres ir a escuchar música? |
| ¿Quieres ver *La ruleta de la fortuna*? | ¿Quieres que vayamos a ver si dan algo bueno por la tele? |
| Hablamos de esto la última vez que estuve aquí. | Eso suena interesante. Me gustaría saber algo más del tema. |
| Acabo de explicártelo. | Permíteme que te lo muestre. |
| Ya sé como hacerlo. | Es una buena idea. Gracias por decírmelo. Voy a tener que probarlo. |
| ¿Por qué siempre tienes alguna réplica que hacer? | Ojalá se me ocurrieran las respuestas tan rápido como a ti. Siempre se me ocurren al día siguiente. |
| Soy una persona adulta, no un niño. | Siempre te preocupas por mí. Por eso te quiero. |
| No entiendo por qué dices cosas como ésa. | No estoy seguro de haberlo entendido. ¿Podrías volver a explicármelo? |
| ¿Qué has estado haciendo todo el día? | ¿Has tenido un día normal? |
| ¿Te has arreglado el pelo? | Hoy tu pelo tiene un aspecto magnífico. |

| **No digas** | **Di** |
|---|---|
| ¿A qué te dedicabas antes? | Debes de haber sido muy bueno en tu trabajo. |
| ¿Hay alguna actividad programada para esta noche? | Vayamos a ver si hay alguna actividad programada. |
| ¿Qué está sucediendo allí? | Me pregunto qué es ese ruido. ¿Te gustaría saberlo? ¿Quieres que vayamos a ver? |
| ¿Llevas rato ahí sentado? | Pareces estar cómodo. ¿Puedo sentarme contigo? |
| ¿Has comido ya? | ¿Qué tal ha ido la cena? |
| ¿Cuántas veces has recorrido este pasillo de un extremo al otro? | Al parecer estás caminando mucho. ¡Apuesto a que estás en mejor forma que yo! ¡Voy a tener que andar mucho para ponerme a tu altura! |
| ¿Cómo se te ha ocurrido eso? | ¡Qué buena idea! Ojalá se me hubiera ocurrido a mí. |
| ¿Por qué me preguntas eso? | Ésa es una pregunta interesante. No había pensado en ello hasta ahora. |

| No digas | Di |
|---|---|
| De verdad que no lo sé. ¡Eso ya me lo has preguntado! | De verdad que no lo sé. ¿Tú que opinas? |
| Sabes que no puedo hacerlo. ¿Por qué sigues preguntándomelo? | Ojalá pudiera, pero no puedo. |
| Por favor, deja de hacer eso. | Me gustaría ir a estirar un poco las piernas. ¿Te gustaría acompañarme? |

Cuando dices cosas como «hoy tu pelo tiene un aspecto magnífico» o «debes de haber sido muy bueno en tu trabajo», dejas la puerta bien abierta a un gran número de respuestas sin poner a los demás en un aprieto. Basta con que respondan con un simple «gracias». Esto es así porque lo que has hecho ha sido un comentario y no una pregunta.

Por otro lado, puede que tu comentario les incite a hablarte de su nuevo peinado, a contarte en general lo mucho que les gustaba su trabajo, a explicarte que trabajaban muchas horas o que los demás estaban muy satisfechos con lo que hacían o a decirte más concretamente a qué se dedicaban. No obstante, en el caso de que no recuerden el tipo de trabajo que hacían, o de que no se acuerden de la palabra precisa que lo designe, tu comentario no les obligará a admitirlo. Esto es importante.

El hecho de ayudarles a conservar su dignidad, asegurándote de que no les pones en una situación comprometida, es el quid de la visita.

**Capítulo 5**

# Cúidate

## Cómo conservar la entereza

«Nos mortificamos a nosotros mismos entre dos sanguijuelas: la pena del ayer y el temor al mañana.»

Fulton OURSLER

Lo mejor que puedes hacer es disfrutar del tiempo que pasáis juntos y de los demás aspectos de tu vida.

**Tipos de visitas**

Existen cinco tipos de visitas: familiares, amigos y compañeros de trabajo, voluntarios oficiales, visitas no oficiales que van al centro o residencia con frecuencia y familiares que rara vez aparecen por allí o que no lo hacen nunca. La mayoría de cuestiones que abarca este libro van dirigidas por igual a los cuatro primeros tipos.

Por regla general, las visitas son más duras, en términos emocionales, para los familiares y los amigos que para los voluntarios y los extraños. La razón, bastante obvia, por cierto, es que la persona a la que quieres ha cambiado y duele verla distinta. Sin embargo, existen otras razones. También se debe a que sigue habiendo muchas cuestiones sin resolver y temes haber perdido la oportunidad de resolverlas; a que te sientes culpable porque no puedes ayudar a esa persona para que mejore y porque te has visto obligado a apartarla de su entorno familiar; y a que incluso a pesar de que no es capaz de recordar cuál es su relación contigo o cómo te llamas, es probable que sepa que **existe** una relación y que te muestre su rabia, su resentimiento y su desesperación más de lo que se lo demostrarían a cualquier otra persona.

A los voluntarios y visitas no oficiales las visitas también les resultan complicadas. Si no conoces bien ni el pasado ni los intereses de la persona a la que visitas, te resultará difícil adivinar hasta qué punto es real lo que te cuenta. Esto hace, por supuesto, que te cueste saber cómo reaccionar.

### ¿Por qué algunos familiares no van a visitar a esa persona?

Pueden existir infinidad de razones por las que sus familiares no van a visitarla. En ocasiones las razones son las mismas que las de los familiares que **sí** la visitan. Tú vas a verla porque esperas poder ayudarla, porque esperas resolver las cuestiones que aún están sin resolver, porque te sientes culpable y porque sabes que te necesita, o por lo menos eso esperas. Los que no van a visitarla creen que no la podrán ayudar, temen las cuestiones que están sin resolver, se sienten culpables y o bien no están seguros de que esa persona les necesite, o bien dudan de que puedan satisfacer su necesidad. Además, no saben cómo enfrentarse a la situación o están convencidos de que no pueden hacerlo y no se dan cuenta de que pueden aprender. A veces es sólo el dolor —que les produciría el hecho de que les confundieran con otra persona— lo que se lo impide.

No hay forma alguna de obligar a alguien a ir a visitarla. Lo único que puedes hacer es aceptar que ellos son así y albergar la esperanza de que cambien más adelante. Puedes irles informando de vez en cuando de cómo va todo. También puedes dejar que se vayan dando cuenta, a raíz de lo que les cuentas, de que todo es más fácil con un poco de práctica y de experiencia y de que hay oportunidades de acercamiento, de reírse juntos y de construir un nuevo tipo de relación. Piensa que no hace falta que vayas a verles y les digas todo esto de sopetón. Deja que tus anécdotas y tus historias hablen por sí mismas. Ellos sabrán leer entre líneas.

Si eres capaz de hacer eso, estarás menos resentido con ellos por no ir. Hazte a la idea de que lo que pasa es que aún no están preparados. Piensa que ellos viven su dolor de otra forma. No escatimes el tiempo que inviertas. Cuando la persona a la que visitas muera, y ya no puedas ir a verla, faltará algo, pero por lo menos sabrás que fuiste. Los que no fueron a visitarla siempre se preguntarán qué es lo que se perdieron.

## Cómo apoyar a las personas que van a visitarla

Si te resulta difícil estar junto al ser querido que sufre la enfermedad de Alzheimer, existen formas de ayudar a los amigos y familiares que sí le visitan. En lugar de sentirte culpable o resentido porque ellos son capaces de hacerlo y tú no, en vez de dejar que te hagan sentir culpable o resentido, dales las gracias por ir a ver a esa persona y ofrécete a ayudarles con otros aspectos de su vida. Ir a visitarla absorbe tiempo y energía, así que busca formas de obsequiarles justo con eso, con tiempo y energía. Hazles recados de vez en cuando; prepárales la comida en alguna ocasión o ve a recoger la compra; o quédate con sus hijos para que puedan salir una noche y renovarse. Muéstrales tu agradecimiento de forma tangible: envíales una postal o tarjeta dándoles las gracias por el esfuerzo que están haciendo o regálales algo que sepas que les gusta, como flores, bombones, un libro, música o algo que no suelan permitirse el lujo de comprar.

No permitas que el hecho de que no visites a esa persona provoque una ruptura. Piensa que las personas tienen personalidades, dones y habilidades distintas. Quizás algún día seas capaz de ir a verla. Mientras, apoya a aquellos que lo hacen, y escúchales cuando te hablen de ello.

**Pedir ayuda**

Visitar a una persona que sufre Alzheimer, especialmente al principio, antes de haber aprendido a vivir el momento, puede resultar agotador y requerir mucho tiempo. Pide ayuda. Divide y reparte las tareas de la casa. Analiza todo lo que tienes que hacer y calcula qué cosas no necesitas hacer, qué cosas pueden hacerse con menos asiduidad y qué cosas puede hacer otra persona.

Una vez que hayas sacado algo de tiempo, asegúrate de que también sacas tiempo para recargar pilas. El simple hecho de dedicar quince minutos al día a hacer algo que normalmente no sueles hacer por ti te proporcionará grandes beneficios. Saca unos minutos de ver la televisión, de abrir correo no deseado o de hacer una llamada telefónica sólo para desahogarte. Prepárate un batido y relájate en un sillón en el que no acostumbres a sentarte, toma un baño de espuma en vez de una ducha, pon algo de música que no suelas escuchar, sal a pasear, ve a que te den un masaje, pon canela en un cazo de agua hirviendo sólo para disfrutar del aroma que despide o vuelve a leer un libro que siempre te haya gustado.

Otra cosa que puedes hacer es cambiar tu forma de pensar en la persona a la que visitas. Escribe los tres aspectos de ella que siempre te han gustado más. Después, escribe los tres aspectos de ti mismo que a ella siempre le gustaran. También puedes escribir las tres mejores experiencias que hayáis vivido juntos. La lista es interminable. Piensa que la mejor lista es la que tu mismo crees. Habla con un amigo de la infancia de las cosas que os solía gustar hacer, ver, oír. Busca ideas. Entre la lista anterior y ésta, habrás empezado a descubrir las cosas que te refrescan. El simple hecho de buscar ideas te llevará ya toda una noche.

Asegúrate de que sigue habiendo diversión en tu vida o de que la vuelva a haber en el caso de que la hayas perdido.

## Visitas y voluntarios

Es importante hacer una distinción entre el personal del centro y las visitas. Existen dos razones para hacerlo. La primera es que protege a la visita. Habrá ocasiones en las que necesitarás pasarle el muerto a alguien porque habrá cosas que no podrás darles o aceptar hacer. Si la persona por la que te preocupas reconoce (o se le recuerda) que tú no trabajas allí, que no puedes tomar esa clase de decisión, aceptará un «no» por respuesta. (Véase el capítulo 2 para más información.)

La segunda razón es que realza el tiempo que pasáis juntos porque la persona conoce la diferencia que existe entre una visita y un empleado del centro. La interacción con uno de los cuidadores puede ser cariñosa, afectuosa, divertida, agradable y considerada pero aún así se entiende que sólo hace su trabajo. ¿Importa el hecho de que esa persona haga bien su trabajo? ¿Que demuestre lo mucho que se preocupa por las personas que cuida? ¿Que saque tiempo para hablar con cada una de ellas de forma individual y personalizada? Pues claro que importa, y mucho. Sin embargo, aún así se percibe que la relación es profesional y no personal. Es importante que las personas que sufren Alzheimer sientan que alguien las visita porque se preocupa personalmente por ellas; que no está ahí porque trabaja ahí; que se ha desplazado hasta el centro sólo porque se preocupa por ellas y disfruta de su compañía.

La distinción entre el personal del centro y la visita no es la única a tener en cuenta. A menudo, los límites que separan a las visitas de los voluntarios también se desdibujan. Esto puede resultar desafortunado. Ser voluntario implica que existe un acuerdo formal en cuanto a horario, funciones y responsabilidades. Los voluntarios suelen tener la responsabilidad de planear actividades de entretenimiento, organizar partidas de bingo, realizar determinados servicios, tales como llevar a los enfermos de un sitio a otro, servir tentempiés especiales, llevar música y coordinar eventos. No obstante, la gente que se dedica a visitar a personas a las que no conoce no hace nada de esto.

Si vas a visitar a una persona y a hacerle compañía, según tus propios horarios o deseos, sin ningún otro parámetro, debes hacer hincapié en ello. Recuerda a esa persona que sólo vas a visitarla, a pasar algún tiempo con ella, a hablar. Recuérdale que no trabajas allí, que no te dedicas a esto y que tú tienes tu propio trabajo en otro sitio distinto. Pide a los cuidadores que no te presenten como voluntario y explícales que desde tu punto de vista esa palabra crea cierta distancia (porque puede enfocarse como una obra de caridad, una forma de protección o algo de carácter impersonal) y que el hecho de utilizarla puede afectar al resultado que logres alcanzar.

## Personas que son nuevas para aquellos a los que visitan

Lo mejor de ir de visita, y de que te perciban como a alguien desconocido, es la sensación de empezar de nuevo que puedes ofrecer a la persona a la que visitas. Si no te conoce de nada, no hay nada que deba recordar. No hay lugar para la vergüenza, la humillación o la frustración. No hay necesidad de esforzarse para fingir algún tipo de conocimiento. No hay ocasión para que lo que digas te haga sentir confuso. En su lugar, las personas pueden recurrir a la cortesía y las tácticas que han utilizado durante toda su vida cuando han conocido a alguien nuevo. Pueden hacer preguntas a sabiendas de que la persona que las visita no espera que conozcan la respuesta. Esto resulta liberador, agradable y relajante. Es un oasis en medio de tantas otras situaciones mentalmente agotadoras y renueva el sentido de la dignidad y el respeto por uno mismo.

**Frecuencia y duración de las visitas**

No te encierres en una determinada forma de pensar. Algunas personas creen que cada vez que van a ver a alguien tienen que pasar una hora con él o con ella. Otras piensan que tienen que ir todas las semanas sin falta.

La regularidad es importante. El hecho de dejar pasar largos periodos de tiempo entre una visita y otra es más y más problemático conforme el estado de salud de la persona empeora. No obstante, eres tú quien debe determinar la frecuencia con la que puedes ir a visitarla. También debes tener presente que esa persona no se acordará con exactitud de cuál fue la última vez que estuviste allí. Lo importante es hacer las visitas con la frecuencia suficiente como para que esa persona recuerde que te conoce, incluso a pesar de que no sepa quién eres.

Por lo tanto, si decides visitar a alguien que no te conoce y quieres que recuerde que te ha visto antes y que se lo ha pasado bien contigo, debes ir a verle con mucha frecuencia durante las primeras dos o tres semanas para que conserve el recuerdo. Ir por lo menos tres veces por semana durante ese periodo de tiempo funcionará con la mayoría de personas. Después, no pasará nada si reduces tus visitas. De todos modos, debes juzgarlo por ti mismo en función de la persona a la que visites. Si dejas de ir a ver a esa persona durante una semana o dos, quizá descubras que tienes que incrementar la frecuencia de tus visitas durante los diez días siguientes para que vuelva a acordarse de ti. No obstante, si te satisface que te perciba como a alguien nuevo cada vez que vayas a verle, tampoco pasa nada.

La duración de la visita prácticamente no importa. Si puedes pasar diez minutos con esa persona dos veces en semana puede que le hagas tanto bien como si le dedicaras una hora una vez a la semana, o quizá más. Habrás aparecido y habrás establecido una conexión. La persona a la que hayas ido a ver habrá registrado tu cara, tu voz y tu tacto.

Haz lo que puedas y, si llegas al punto de que la persona a la que visitas piensa que eres un extraño cada vez que vas a verla, recuerda que eso también tiene sus ventajas. Si consigues transmitirle que no tienes prisa, que vives todos y cada uno de los momentos que pasas con ella y que estás contento de estar allí con ella, no importará el tiempo que te quedes. Piensa que todo eso se puede lograr en unos pocos minutos.

Lo principal es la conexión, el uno a uno. Lo que importa es que «conserves tu entereza» durante esos encuentros. Si cuidas de ti, tanto tú como las personas que te rodean sacaréis provecho.

## Recompensas

Si pones a la enfermedad en último plano y a la persona en primer plano, teniendo siempre presente quién es, serás como un sol que irradiará luz hacia ella y ella irradiará luz hacia ti.

Cuando la persona a la que visitas no sepa quién eres, ni conozca ningún dato sobre tu vida en el exterior, sólo te verá **a ti** y puede que sea la única persona capaz de hacerlo. ¿Quién más disfruta de tu compañía sin saber cuál es la relación que mantiene contigo, a qué te dedicas, cuál es tu posición económica o social o si tu vida es o no feliz? Cuando estás con ella, tu esencia queda al desnudo. A la mayoría de personas les distrae, seduce o ciega todo lo demás y no te ven como eres en realidad. Sin embargo, la persona a la que visitas no forma parte de esa mayoría. Ella te quiere, te aprecia y te respeta por ser quien eres. Es el mejor regalo que puede hacerte.

**Capítulo 6**

# Un paso más hacia la alegría

## Cómo ayudar a tus hijos a ir de visita

«La risa es la válvula de la olla a presión de la vida. Si no te ríes de las tonterías, acabas con la cabeza o los sesos adheridos al techo.»

Wavy Gravy

Ayudar a tus hijos a ir de visita consiste única y exclusivamente en hacer que se sientan cómodos. Los niños necesitan saber que lo más importante que pueden hacer es estar allí. Ése es el regalo que le hacen a la persona a la que visitan, y no lo que dicen, hacen o demuestran.

Lo principal es que el abuelo, o la abuela, sienta que los niños están contentos de verle/a. Eso le/la hará feliz.

Es simplemente cuestión de transmitir alegría y los niños pueden hacerlo de muchas maneras. Una forma muy sencilla es decir lo contentos que están de ver a la abuela. Pueden decir algo como «Estoy muy contento de estar aquí», «Te he echado de menos» o «Te quiero».

Sin embargo, las palabras no son necesarias. Basta con que sonrían. Pueden sentarse o ponerse en cuclillas junto a sus abuelos y limitarse a mirarles y a escuchar. También pueden tomarles de la mano, inclinarse contra ellos o echarse sobre ellos.

Pueden enseñarles cosas como, por ejemplo, un viejo álbum de fotos que contenga fotografías de cuando eran jóvenes, en las que estén con sus padres o con sus hijos cuando eran pequeños, o algo que hayan hecho hace poco, como un dibujo, un trabajo del colegio o una tarjeta hecha especialmente para el abuelo.

Otra posibilidad es que hagan algo para entretenerles. Pueden llevar un instrumento musical, hacer juegos malabares o trucos de magia, agitar bastones o hacer aviones de papel. Lo mismo da. A los abuelos les gusta ver actuar a los niños y se sienten orgullosos de ellos. Además, a ellos todo lo que hagan les parecerá espléndido.

También pueden contarles algo de su vida. Pueden hablarles, por ejemplo, del partido de fútbol que han jugado o del partido que han visto por televisión, de una película que hayan ido a ver recientemente o de lo bien que se lo pasaron cuando se quedaron a dormir en casa de su amigo. Lo importante no es el tema del que hablen, sino el hecho de hablarles. Lo que cuenta es estar juntos.

Otra cosa de la que pueden hablar es el tiempo. Puede que cuando fueran hacia allí hiciera un viento tan fuerte que casi les tumba. Eso es algo de lo que asombrarse y reírse y saca a relucir un aspecto que es importante que los niños entiendan: aunque la situación es seria, la visita no debería serlo. Todo lo contrario. En la visita debería predominar la alegría y la diversión. Piensa que si los niños cuentan chistes y se ríen, aunque sean malos y sus abuelos no los entiendan, la alegría y la risa son contagiosas. El nieto podría decir algo como «¿No te parece divertido? Me encanta ese chiste. Siempre me hace reír».

Los niños hacen muy bien este tipo de cosas. No obstante, puede que al mismo tiempo les preocupe algo o tengan miedo. Hablar de ello con tus hijos puede serles de gran ayuda.

## Preguntas que puedes hacerte

**«¿Cuáles son las preocupaciones tácitas de mi hijo?»**
Algunas de las preocupaciones de tu hijo son idénticas a las tuyas: «No sé qué hacer. No sé qué decir. Duele ver así a la abuela. ¿Y si no entiende lo que digo? ¿Y si se pasa todo el rato llorando? ¿Y si ni siquiera sabe quién soy?»

**«¿Qué es lo que mi hijo ni siquiera sabe que le preocupa?»**
Tu hijo se enfrenta al miedo, la incertidumbre y la pérdida de control. Una de las cosas que ansían los niños, y que es uno de los propósitos de la infancia, es crecer porque la gran ventaja de ser adulto es tener libertad. Están convencidos de que cuando sean adultos podrán, finalmente, controlar su vida. La madurez, la libertad y el control van todos en el mismo paquete.

Sin embargo, ahora ven cómo los adultos a los que quieren y admiran pierden el control, la independencia y las relaciones que mantenían y pasan a estar sujetos a otros adultos. Eso es espantoso.

Es espantoso porque no es lo que significa para ellos ser adulto. Por un lado, se sienten identificados con sus abuelos porque saben lo que supone no poder ejercer ningún tipo de control sobre su vida. Por el otro, no quieren enfrentarse a lo que sucede porque va contra todo lo que se están esforzando por alcanzar. Se niegan a ver la etapa adulta como un periodo de enfermedad, muerte y deterioro mental.

Tienen que luchar contra esos miedos por ellos mismos, aunque es posible que ni siquiera se reconozcan a sí mismos que los tienen, y han de enfrentarse a ellos además del dolor que les causa ver a las personas a las que quieren perder tanto.

Otra de las cosas que los niños se pasan toda su infancia haciendo es descubrir quiénes son. Los adolescentes, en particular, tienen como objetivo crear su propia identidad, distinguirse de sus padres, desarrollar un sentido de la independencia, la autonomía y la disciplina y construir relaciones nuevas con sus padres, así como con los demás.

Por lo tanto, a los adolescentes les resulta especialmente difícil visitar a sus abuelos en esta situación, porque todo lo que sus abuelos están experimentando es como la vida pero en sentido inverso. Es como si una película avanzara para los adolescentes y retrocediera para los adultos. Es más que chocante.

### «¿Qué le puedo decir a mi hijo?»

Puede que quieras sacar a relucir esos miedos o hablar del dolor. Los niños a menudo sienten que ir a ver a esa persona les hará sentirse peor. Esto, sin embargo, no es necesariamente cierto. Si van a visitarla y vuelven con cierta alegría, con cierta sensación de haber conectado, el dolor puede hacerse más llevadero. El hecho de beneficiar en cierta medida al abuelo puede alegrar al nieto y no hay duda alguna de que los niños pueden beneficiarle. Sus visitas suelen ser las favoritas del abuelo.

Lo que puedes hacer es tranquilizarles. Es muy difícil que «arruinen» una visita, a menos que les digan a sus abuelos que les odian, que no quieren ir a verlos o que desearían que fueran como eran antes —o que pongan mala cara y se nieguen a decir nada—, sus visitas serán bienvenidas y disfrutadas y harán mucho bien.

Hablar y conectar puede resultar difícil durante las primeras visitas. Asegúrate de que los niños tienen algo que mostrar o hacer, especialmente con las manos. Si es un niño pequeño puede llevarse una muñeca o un camión, jugar con él y hablar de él a su abuelo. Si es más mayor puede llevarse un cubo de Rubik o un Slinky (muelle). Una mascota siempre va bien para romper el hielo. El hecho de tener algo que hacer, de lo que también puedan hablar, hace que la situación sea más cómoda para todos. Además, cuenta con la ventaja añadida de que es un tema de conversación que hace referencia al presente y no tendrás que preocuparte por que pidan a sus abuelos que recuerden algo del pasado.

Los adolescentes deben saber que tienen por delante varias décadas de vida como adultos, con diversos grados de independencia y control sobre su vida. Deben saber que es muy poco probable que tengan que enfrentarse a lo que se está enfrentando su abuelo o abuela y que, aunque tuvieran que hacerlo, sería en un futuro muy lejano. Además puede que, para entonces, la ciencia ya haya descubierto alguna forma de prevenir la enfermedad, así como de tratarla. Deben saber que tienen mucho que ofrecer a sus abuelos y que lo principal es su amor, un amor que pueden demostrar pasando algún tiempo con ellos, aunque permanezcan en silencio y se limiten a hacerles compañía; aunque lo único que hagan sea sentarse cerca de ellos a hacer los deberes y les miren de vez en cuando para sonreírles o darles un apretón de manos.

## Capítulo 7

# Segundas impresiones
## Volver a presentar a alguien

«¡Doctores, enfermeras, presten atención!
¡Este paciente de aspecto apacible
puede enseñarles a hacer volar un avión
o a bajar esquiando en picado
el terreno más tosco que hayan pisado!»

> (Fragmento de un poema de Margaret V. Ross que se colgó en la habitación de su suegro para que lo leyeran los empleados del centro.)

Una de las cosas que distingue a las visitas de los empleados del centro es la memoria. Tú recuerdas cómo eran tus seres queridos. Ellos no. ¿Cómo van los cuidadores a ver el trasfondo de las personas a las que cuidan si no las conocen bien? ¿Cómo van a saber cuáles han sido sus logros y lo que representan?

No eres el único que debe tener presente que lo que tienes delante es una persona, no una enfermedad, pero tú tienes una ventaja que los cuidadores no tienen. La primera impresión que esa persona le causa a un cuidador gira en torno a la enfermedad, la dependencia, la necesidad y la confusión. **Tú**, sin embargo, sabes la fuerza que tiene esa persona y recuerdas su vigor, su persistencia, su liderazgo, su esfuerzos pioneros, su carrera futbolística o los premios que ha obtenido.

Durante mis visitas, he conocido a profesores, ingenieros y hombres de negocios; a gente que trabajaba en Wall Street y gente que trabajaba en el Pentágono. He conocido a esteticistas y costureras, ingenieros medioambientales y diseñadoras. Había una persona que trabajaba para la CIA y otra que le diseñaba la ropa a una actriz famosa. Algunas habían criado a muchos niños y todos ellos habían conseguido hacerse un lugar en el mundo. Aunque ésas son sólo las pocas que pudieron contarme algo de su vida (información que otros verificaron por mí). Ninguno de esos logros y profesiones se refleja en sus caras. La mayoría de ellos no hablan demasiado de sí mismos, por no decir nada, así que lo mejor que puedes hacer es asumir que todas las personas que conozcas han llevado una vida creativa, constructiva y entregada; una vida que merecía la pena vivir.

Cuando piensas en alguien de este modo, automáticamente le tratas de forma distinta. Es algo que nos viene dado por naturaleza. Por lo tanto, serás respetuoso, tendrás más paciencia y protegerás la dignidad de las personas a las que conozcas.

Los cuidadores te agradecerán toda la ayuda que puedas prestarles en este sentido. Es más fácil trabajar a partir del conocimiento que de la imaginación. Lo mismo que distingue a las visitas del personal del centro distingue también al personal del centro de las personas a las que cuidan, pues ellos no pueden tirar de los recuerdos. Nosotros no podemos entregar nuestros recuerdos al personal del centro pero sí podemos darles información.

Al hacerlo, su perspectiva cambia. Es como mirar a través de un caleidoscopio y girarlo ligeramente. Las cosas se ven de otro modo. En ellas hay color, luminosidad y belleza.

Entrégales un caleidoscopio y cambiarás su mundo.

**Capítulo 8**

# Consejos adicionales
## Cómo lograr que las visitas cuenten

«El hombre odia a aquellos a los que se ve obligado a mentir.»

Victor HUGO

Las mentiras hieren. Ésta no es sino otra razón más para abrir paso a la sinceridad, el respeto, el amor y la dignidad.

Mentir no sólo perjudica a la persona a la que visitas y a la relación que mantenéis, sino que también te perjudica a ti. ¿Qué podría perjudicarte más que el hecho de estar consumido por el odio? ¿Qué podría herirte más que odiar a las personas a las que quieres?

Si no leíste el primer capítulo de este libro con demasiada atención, o no has reflexionado acerca de las verdades emocionales, vuelve atrás y revísalo. Cuanto más viejas son las personas, más habilidad tienen para oler y saborear la sinceridad y más rápido penetra ésta en su corazón, su alma y sus huesos. Si eres sincero, la persona a la que visitas lo sabrá.

Y tú sabrás que lo sabe.

Te deseo buena suerte en todo el proceso. Busca formas de disfrutar de él juntos y recuerda que una vez que la persona a la que quieres haya recorrido buena parte del camino, ya no será capaz ni de recordar el dolor del pasado ni de temer el dolor que le pueda causar el futuro. Sólo podrá sentir el dolor o la alegría del presente. Tú puedes ayudarla a hacer posible esa alegría.

Una forma de lograrlo consiste en hacer hincapié en el hecho de que eres una visita pero, además de asegurarte de que entiende que el tiempo que le dedicas no se lo dedicas por obligación (porque no eres uno de sus cuidadores) y que estás ahí porque quieres y porque disfrutas de su compañía, es importante que crea que merece pasar ese tiempo contigo y que te está dando algo a cambio.

**Cómo hacer que sienta que también te está dando algo**

Las relaciones son una calle de doble sentido y cuando son desiguales hacen que uno se sienta incómodo. Busca formas de hacer que la persona a la que visitas sienta que **tú** también te beneficias de la relación y del tiempo que pasáis juntos. Puedes intentar decirle lo siguiente:

- «Me relaja mucho estar aquí sentado contigo.»
- «No sé cómo lo haces pero siempre consigues hacerme reír.»
- «No me he reído tanto como ahora en todo el día. Gracias.»
- «Disfruto mucho de tu compañía.»
- «Es un buen consejo. Tendré que aprovecharlo.»
- «Eso es interesante. Pensaré en ello.»

- «Antes no teníamos tiempo de permanecer sentados, los dos juntos, durante un buen rato, como ahora. Resulta agradable.»
- «Con todo lo que caminas haces más ejercicio que yo. Voy a tener que intentar seguir tu ejemplo.»
- «¡Estás siempre tan calmada! Espero poder aprender de ti.»
- «No lo sabía. ¡Eso es fantástico!»

**No des nada por sentado**

A pesar de que el presente libro se centra en no poner a prueba la memoria de la persona a la que visitas preguntándole quién es, dónde está o en qué año vive, intenta evitar hacer suposiciones acerca de lo que todavía puede o no hacer o de qué es lo que todavía puede disfrutar.

Puede haber, por ejemplo, otros juegos a los que le guste jugar a parte del bingo. Quizá le gusten otros juegos de cartas como el Mus o el Cinquillo, o un simple juego de mesa como La Oca.

Quizá aún pueda disfrutar leyendo algún relato corto o una revista del estilo de *National Geographic* o puede que le guste que alguien le lea algo. No es necesario que sea capaz de recordar toda la historia al final. Piensa que, aunque no la recuerde, es probable que disfrute sólo con percibir el flujo de la historia, la acción del momento y el sonido de las palabras. No importa qué parte le haya gustado o si puede o no explicártela a ti. Lo único que importa es que la disfrute.

## Presta atención al tono de voz

Recuerda que el tono de tu voz es más importante que el contenido de tus palabras. El lenguaje corporal, los gestos, el tacto, la sonrisa y la sinceridad hacen que tu ser querido sienta que le toman en serio, que todavía hay personas que le quieren, que todavía merece respeto y que sigue siendo una persona adulta. Eso es justo lo que tú pretendes conseguir. Ése es el regalo que le llevas.

# Conclusiones

Al escribir este libro me he centrado en las personas que viven en un entorno de vida asistida por terceros, ya sea en su propio hogar o en una residencia. Por otro lado, una gran parte de él está dedicada también a las visitas a personas que se encuentran ingresadas en hospitales o clínicas y en ella se discuten algunas cuestiones de comunicación adicionales que se pueden ir poniendo en práctica a medida que la persona va hablando menos y es cada vez menos independiente físicamente. Cabe destacar que conforme la persona va perdiendo la habilidad de procesar las palabras y frases más corrientes, el abanico de posibilidades de comunicación se reduce, y el tacto y el lenguaje corporal son cada vez más importantes.

Me he centrado en los entornos de vida asistida por terceras personas porque es justamente la etapa intermedia entre la independencia limitada de la que pueden disfrutar esas personas en casa mientras todavía son capaces de valerse por sí mismas y el cuidado intensivo que requieren cuando están en una clínica. El entorno de vida asistida por terceros es donde todo empieza a complicarse, donde las visitas empiezan a disminuir y donde empieza el dolor y el malestar, así como la sensación de que quienes les visitan son unos perfectos desconocidos.

Una vez que hayas pasado cierto tiempo con un familiar en un entorno de esas características, te habrás familiarizado con diferentes tipos de comportamiento y formas de hacerles frente. Además, para cuando llegue el momento en el que necesite algo más que la ayuda de terceras personas para realizar las actividades de la vida diaria, momento en el que las cosas ya se habrán deteriorado demasiado, habrás aprendido mucho y te habrás ido adaptando gradualmente a la situación. Lo que este libro incluye no es un proyecto, sino un comienzo para los que son nuevos en este tipo de situaciones o dudan a la hora de adentrarse en ellas. Responder a todas las cuestiones, situaciones, comportamientos, preguntas, comentarios y peticiones que se plantean es algo muy personal y tendrás que ir improvisando por el camino. Sin embargo, aunque te hayas saltado toda la fase de vida asistida por terceros y hayas empezado a ir a visitar a esa persona cuando ya estaba internada en una clínica, este libro puede hacerte algunas sugerencias y proporcionarte algunos conocimientos básicos.

Lo que me llevó a escribir este libro fue la idea de hacer que a las personas que tienen familiares o amigos que sufren Alzheimer les resulte más fácil ir a visitarles y de animar a aquellos que son lo suficientemente afortunados como para no tenerlos a que también lo hagan. Aunque al principio resulte muy difícil, puede llegar a convertirse en una parte muy satisfactoria de tu vida.

# Recursos

Tus mejores recursos son las personas que han hecho este mismo trayecto antes que tú. He aquí la mejor forma de hallar a esas personas y de encontrar lo que han ido sembrando por el camino. Aquí hallarás información detallada y actualizada de asociaciones y publicaciones que pueden ayudarte.

- Organizaciones
- Asociaciones de familiares
- Información para cuidadores
- Información para profesionales y asociaciones
- Boletines informativos y revistas
- Otras revistas y publicaciones en Internet
- Páginas web
- Voces que aún no se han perdido
- Sociedades científicas
- Libros

**Organizaciones**

Existen varias organizaciones clave con personal especializado que estará dispuesto a asesorarte por teléfono o a través del correo electrónico.

Fundación Alzheimer España
c/Pedro Muguruza, 1, 6º C
28036 Madrid
Teléfono: 91 343 11 65 y 91 343 11 75
Fax: 91 359 54 50
http://alzheimer.rediris.es/principal.php
alzheuro@yahoo.es

Las líneas telefónicas de ayuda funcionan de lunes a viernes desde las 9:00 hasta las 18:00 horas. La atención telefónica la realizan las trabajadoras sociales Carmen María Rodríguez Seijo y Diana Isabel González Páez. También puedes realizar tu consulta a través del correo electrónico de la fundación. Otra forma de realizar tus consultas es a través del foro Alzheimer, donde tus preguntas y comentarios serán distribuidos a todos los miembros de la lista Alzheimer y podrás conocer las respuestas y otros comentarios a tus intervenciones. Para poder utilizar este servicio debes inscribirte. La web de la fundación incluye un tablón de anuncios, un calendario de actividades y eventos, un apartado de preguntas frecuentes y una sección dedicada al cuidador. Además, incluye enlaces a las páginas web de las asociaciones miembros del Patronato de la Fundación Alzheimer (http://alzheimer.rediris.es/fundacion.php#servicio).

Ésta es la organización nacional pero existen también más de un centenar de asociaciones distribuidas por todo el territorio español donde podrás solicitar ayuda e información sobre los recursos disponibles en tu zona. A través de ellas podrás contactar con otras personas que se encuentran en tu misma situación; personas que han pasado por lo que tú estás pasando ahora y que pueden ayudarte a salir adelante. En http://alzheimer.rediris.es/asociaciones.php encontrarás las direcciones y los teléfonos de contacto del resto de asociaciones que existen en España y de las Asociaciones de Familiares de Alzheimer Iberoamericanas.

Confederación Española de Familiares de Enfermos
de Alzheimer y Otras Demencias
Av. Pío XII, 37, entreplanta, oficina 5
31008 Pamplona, Navarra
www.ceafa.org
alzheimer@cin.es

La Confederación Española de Familiares de Enfermos de Alzheimer y otras Demencias (C.E.A.F.A.) es una organización sin ánimo de lucro declarada de utilidad pública que representa a trece federaciones y a seis asociaciones uniprovinciales, lo que suma un total de 116 asociaciones en España. Es decir, engloba a más de 50.000 familias de enfermos de Alzheimer, a quienes dedican sus esfuerzos. En este sentido, su meta reside en mejorar la calidad de vida de los afectados por la demencia, ya sean enfermos o sus familiares. Su actividad principal consiste en ser portavoz y defensora de las Asociaciones de Familiares de Enfermos de Alzheimer y Otras Demencias en España.

La página web de la C.E.A.F.A. incluye información sobre cursos y seminarios; libros, guías y manuales que publican con la intención de hacer comprender mejor el Alzheimer y así ayudar a los afectados a la hora de abordar la enfermedad; jornadas, conferencias y congresos; así como información acerca del Día Mundial del Alzheimer. También incluye una sección sobre la enfermedad del Alzheimer y un apartado de preguntas frecuentes y consejos, además de información sobre voluntariado y donaciones y de un enlace a la revista *En Mente* publicada por la Confederación.

Instituto de Migraciones y Servicios Sociales
c/ Ginzo de Limia, 58
28029 Madrid
Teléfono: 91 363 88 88
Fax: 91 363 88 80
www.seg-social.es/imserso
buzon.imserso@mtas.es

Entidad Gestora de la Seguridad Social, adscrita al Ministerio de Trabajo y Asuntos Sociales a través de la Secretaría General de Asuntos Sociales, que gestiona Servicios Sociales complementarios de las prestaciones del Sistema de Seguridad Social en materia de mayores, discapacidad y migraciones.

La página web del Instituto de Migraciones y Servicios Sociales incluye información acerca de la Pensión no Contributiva de Jubilación, el Programa de Vacaciones para Mayores y la Teleasistencia Domiciliaria.

La Teleasistencia Domiciliaria es un servicio que, a través de la línea telefónica y con un equipamiento de comunicaciones e informático específico, ubicado en un centro de atención y en el domicilio de los usuarios, permite a las personas mayores o personas discapacitadas, pulsando el botón de un medallón o reloj que llevan constantemente puesto, entrar en contacto verbal, desde cualquier lugar de su domicilio, durante las 24 horas del día, con un centro atendido por profesionales capacitados para dar respuesta adecuada a la necesidad presentada, bien por sí mismos o movilizando otros recursos humanos o materiales propios del usuario o existentes en la comunidad.

También ofrece una guía de residencias y hogares para personas mayores. Puedes encontrarla en:
http://w1.seg-social.es/imserso/centros/default.htm.

Federación Española de Parkinson (F.E.P.)
c/Padilla, 235, 1º
08013 Barcelona
Teléfono / Fax: 93 232 91 94
www.fedesparkinson.org
fedesparkinson@wanadoo.es

Actualmente hay veinte asociaciones integradas en la F.E.P., representando así a más de ocho mil afectados. El horario de atención telefónica es de 9 a 14 y de 16 a 19 horas. El teléfono de atención neurológica 902 11 39 42 es atendido por la neuróloga Dra. Àngels Bayés todos los martes de 13 a 15 horas.

Federación Española de Daño Cerebral (FEDACE)
c/ Magdalena, 38, 2ª-1ª
28901 Getafe, Madrid
Teléfono y fax: 91 684 20 20
info@fedace.org

FEDACE ofrece información y resuelve dudas a través del formulario que encontrarás en su página web, por correo electrónico o por teléfono. También tiene un programa de grupos de autoapoyo.

Asociación de Directores de Centros Gerontológicos
Fax: 93 842 91 61
http://www.inforesidencias.com/webs/adcg/

## Asociaciones de familiares de enfermos de alzheimer en España

(por orden alfabético de comunidad autónoma)

### Andalucía

Federación Andaluza
de Alzheimer
Urbanización Villa Maruja, 46
11100 San Fernando (Cádiz)
Tel./Fax 956 594 649
alzheimerandalucia@hotmail.com

Afa Almería
c/ Redonda 85, Bajo
04006 Almería
Tel./Fax 950 224 484

Afa Córdoba «San Rafael»
c/ José Mª Pemán, 1, 5º Izq.
14004 Córdoba
Tel. 957 237 971
Fax 957 237 971
afacordoba@terra.es

Fed. Provincial de Asociaciones de Cádiz
Urbanización Villa Maruja, 46
11100 San Fernando (Cádiz)
Tel./Fax 956 594 649
afavitae@mixmail.com

Afa Granada «Altaamid»
Ctra. de Málaga, 59, 2º B
18015 Granada
afaaltaamid@eresmas.com

Afa Huelva
c/ Glorieta Los Orfebres 7
21006 Huelva
Tels. 959 236 732 / 959 211 201
Fax 959 237 962
afahuelva@terra.es

Afa Jaén «La estrella»
c/ San Clemente 4, 4.º
23004 Jaén
Tel. 953 240 950
Fax 953 231 002

Afa Málaga
c/ Llano de la Trinidad, 5
29007 Málaga
Tel. 952 390 902
Fax 952 641 585
afaandalucia@infonegocio.com

Afa Sevilla «Santa Elena»
c/ Virgen del Robledo 6, local izq.
41011 Sevilla
tel. 954 275 421
Fax 954 277 466
alzheimer@supercable.es

### Aragón

Federación Aragonesa
Alzheimer
c/ Marqués de Ahumada, 1-3,

bajo, local dcha.
50007 Zaragoza
Tel. /Fax 976 258 862
afedazaragoza@terra.es

Afeda
c/ Monasterio Samos 8, bajos
50013 Zaragoza
Tel. 976 412 911
Fax 976 421 506
afedazaragoza@terra.es

Afedah
Centro Asociaciones
Paseo Lucas Mallada, 22 bis
22006 Huesca
Tel. 974 230 704
afedah@teleline.es

Afa Barbastro
c/ Beato Escrivá, 11, 1.º 1ª
22300 Barbastro (Huesca)
Tels. 974 310 210 / 974 311 492

Afa Fraga
Av. Reyes Católicos, 19 altillo
22520 Fraga (Huesca)
Tel. 974 474 212

Afa Monzón
c/ Estudios 3, 2.º, Izq.
22400 Monzón (Huesca)
Tel./ Fax 974 415 398 /
974 413 376

Afa Teruel
Centro Día «Santa Emerenciana»
c/ San Juan Bosco s/n

44002 Teruel
Tel. 978 611 453
Fax 978 622 223 / 978 611 453
afadateruel@mundofree.com

## Asturias

Afa Asturias
Apdo. Correos, 245
33280 Gijón (Asturias)
Tels. 985 399 695 /
985 343 730 / 985 149 592
Fax 985 093 030 / 985 149 592
alzheimerastur@terra.es
asturalzheimer@terra.es

## Baleares

Federación Balear de
Alzheimer
c/ Viñaza, 12, C
07005 Palma de Mallorca
Tel. 971 777 404 / 971 463 545
Fax 971 460 276
afamca@terra.es

Afa Ibiza
c/ Felipe II, 16, bajos
07800 Ibiza
Tel. 971 194 004 / 971 310 902
Fax 971 316 973
paristur@cgtrabajosocial

Afa Mallorca
c/ Viñaza, 12, C
07005 Palma de Mallorca
Tel. 971 777 404 / 971 463

545 Fax 971 460 276
afamca@terra.es

Afa Menorca
Puente San Roque s/n
07701 Mahón (Menorca)
Tel./Fax 971 352 095
afammenorca@teleline.es

**Canarias**

Federación Canaria
de Alzheimer
c/ Antonio Manchado
Viglietti, 1
35005 Las Palmas de Gran Canaria
Tel. / Fax 928 233 029
presidencia.alzh@telefonica.net

Afa Fuerteventura
c/ Almirante Lallerman 4, 2.ª planta
35600 Puerto del Rosario
(Fuerteventura)
Tel./ Fax 928 533 066
asfaea@teleline.es
Presidenta: Fátima Cabrera Díaz

Afa Lanzarote
c/ Juan Quesada s/n Hospital Insular
35500 Arrecife de Lanzarote
Tel 928 806 529 / 928 845 645
Centro de día
Fax 928 812 263
afalanz@teleline.es

Afate
Plaza Ana Bautista, local 1
38230 La Cuesta. La Laguna
(Tenerife)
Tel. 922 660 881
Fax 922 671 382
afatenerife@ terra.es

Afa Valle de Aridane
Hogar Centro de Día
Prolong. Avda. Dr. Fleming, 2
38760 Los Llanos de Aridane
(La Palma)
Tel. 922 401 126
Fax 922 403 444

**Cantabria**

Afa Cantabria
c/ Rosario de Acuña, 7 Bajo
39008 Santander
Tel. / Fax 942 370 808
afacantabria@wanadoo.com

**Castilla León**

Federación Castilla-León de Alheimer
Paseo del Parque s/n
(Edificio CHF)
24005 León
Tel. 987 263 868 / 987 260 796
Fax 987 263 868
alzhleon@lacaja.net

Afa Astorga
Plaza de los Marqueses, 9

24700 Astorga (León)
Tel. 987 602 554

Afa Ávila
Av. Juan Pablo II, 20
(Residencia Infantas)
05003 Ávila
Tel. / Fax 920 226 858
afavila@teleline.es

Afa Bierzo
Av. del Castillo, 162, Bajo
24400 Ponferrada (León)
Tel. 987 415 570
alzheimer_bierzo@eresmas.com

Afa Burgos
c/ Loudun, 10 bajo
09004 Burgos
Tel. 947 239 809
afaburgos@eresmas.com
Presidenta: Mª Eloisa
Bellostas Sagredo

Afa Las Merindades - Afamer - Villarcayo
c/ Nuño Ragura, 8 Ent.
09550 Villarcayo (Burgos)
Tel. 947 131 476
Fax 947 131 088

Afa La Ribera
Pasaje Jardines D. Diego 1, 2.º dcha.
09400 Aranda del Duero (Burgos)
Tel. 947 505 455 (Sede)
947 500 807 (Centro de día)
Fax 947 505 455
a.f.a.r@teleline.es

Afa León
Paseo del Parque s/n
(Edificio CHF)
24005 León
Tel. 987 263 868 / 987 260 796
Fax 987 263 868
alzhleon@lacaja.net

Afa Palencia
Av. San Telmo s/n (Hospital Provincial)
34004 Palencia
Tel. 979 713 888 / 979 728 200
Fax 979 713 888
afapalencia@teleline.es

Afa Salamanca
Residencia Alzheimer Boni Mediero
c/ La Maragatería, 31-33
37006 Salamanca
Tel. 923 282 561
Fax 923 283 820
afaresidencia@arrakis.com

Afa Segovia
Centro Integral Serv. Sociales La Albufera
c/ Andrés Reguera Antón s/n
40004 Segovia
Tel. 619 850 850 / 921 431 678
Fax 921 425 463

Afa Soria
c/ San Hipólito, 7 bajo
42001 Soria
Tel. 975 240 745
Fax 975 239 394

Afa Zamora
Av. Requejo, 24, portal 8, ent.
49029 Zamora
Tel. 980 557 474 / 980 510 855
Fax 980 510 855
alzheimerzamora@terra.es

Afamec
c/ Ronda de las Flores, 16
47400 Medina del Campo (Valladolid)
Tel. 983 138 345 / 983 811 232
Fax 983 138 345

Afami Miranda de Ebro
c/ Ramón y Cajal, 36 (Galerías Comerciales)
09200 Miranda de Ebro (Burgos)
Tel. / Fax 947 333 152

**Castilla-La Mancha**

Federación Castilla-La Mancha de Alzheimer
c/ San José de Calasanz, 8 1. Izq.
02002 Albacete
Tel. 967 500 545
Fax 967 500 545
afaalba@telefonica. net

Afa Albacete
c/ San José de Calasanz, 8 , 1º Izq.
02002 Albacete
Tel. 967 500 545
Fax 967 500 545
afaalba@telefonica. net

Afa Almansa
c/ Nueva, 10 - Centro Servicios Sociales
02640 Almansa (Albacete)
Tels. 967 340 985 / 6220 535 426
Fax 967 311 614

Amigos de Alzheimer de Caudete
c/ Paracuellos de la Vega, 3
02660 Caudete (Albacete)
Tel. /Fax 965 827 013
alzheimer@wanadoo.es

Afa Talavera de la Reina
Centro Social El Pilar
Paseo Estación, 71
45600 Telavera de la Reina (Toledo)
Tel. / Fax 925 827 868
Tel. / Fax 925 814 962 (Centro de Día)
centro dedia@teleline.es

Afa Villarrobledo
c/ Cruz Piedra, 5
02600 Villarobledo (Albacete)
Tel./Fax 967 146 820

**Catalunya**

Federación Catalana de Alzheimer
c/ Fortuny 23, despacho 9
43001 Tarragona
Tel. 977 214 584
fafac2002@yahoo.es

Afa Baix Llobregat
Av. San Ildefonso s/n, 1.º
Mercat Municipal
08940 Cornellà (Barcelona)
Tel. 933 753 261 / 933 791 244 /
Fax 933 790 022
afaball@geo cities.com

Afa Barcelona
c/ Casp, 108, 8.º
08010 Barcelona
Tel. 934 125 746 / 934 127 669
Fax 934 125 273
alzheimer-bcn@teleline.es

Afa Girona
Trav. Romanyà, 6
17244 Girona
Tel. 972 461 106
aaliu@wanadoo.es

Afa Lleida
c/ Bonaire 7, Altillo
25004 Lleida
Tel. 973 228 988 / 973 228 987
Fax 973 228 987
assoc.alzheimer@worldonline.es

Afa Tarragona
c/ Fortuny, 23 despacho 2
43001 Tarragona
Tel. 977 226 809
Fax 977 226 809
afatarragona@yahoo.es

Afa Terres de l'Ebre
c/ Montcada, 27, 2ª
43500 Tortosa (Tarragona)
Tel. 977 510 519
afatte@terra.es

**Ceuta**

Afa Ceuta
Pasaje Romero, 7, Bajo Izda.
51001 Ceuta
Tel. 956 513 958
Fax 956 510 306

**Extremadura**

Federación Extremeña de Alzheimer
Casa Cultura Antonio Rodríguez Moñino
Av. Cervantes s/n
10005 Cáceres
Tel. 927 223 757
Fax 927 216 652
alzheicc@arrakis.es

Afa Cáceres
Casa Cultura Antonio Rodríguez Moñino
Avda. Cervantes s/n

10005 Cáceres
Tel. 927 223 757
Fax 927 216 652
alzheicc@arrakis.es

Afa Coria
Av. Virgen Argeme, 29, 1.º B
10800 Coria (Cáceres)
Tel. 927 501 020
Fax 927 501 103
afacoria@eresmas.com

Afaex
Av. Mª Auxiliadora, 2
(Antigua Maternidad)
06011 Badajoz
Tel. 924 229 178
Fax 924 256 900
afaex@latinmail.com

Afa Mérida
Hogar de Mayores
c/ Reyes Huertas s/n,
esq. Felipe Trigo
06800 Mérida (Badajoz)
Tels. 924 314 511 / 924 380 100
Fax 924 314 511 / 924 380 133

Afads Norte Cáceres
c/ San Marcos 8, Residencia
S. Francisco
10600 Plasencia (Cáceres)
Tel. 927 425 239
afadspla@hotmail.com
Presidente: Pablo Bueno Lobeiro

Afads Vegas Altas La Serena
Plaza de Conquistadores, 52
(Hogar de Mayores)
06700 Villanueva de la
Serena (Badajoz)
Tels. 924 844 344 / 924 803 111

Afa Tierra de Barros
c/ Palomas, 29
06200 Almendralejo
(Badajoz)
Tel. 924 667 057
alliejen@iespana.es

**Galicia**

Federación Gallega de
Alzheimer
c/ Forcarei, Mercado
Montealgo, local 4
15002 A Coruña
Tel./Fax 981 205 858
afalcoruna1@teleline.es

Afa Do Morrazo
c/ Concepción Arenal, 132
bajo
36950 Moaña (Pontevedra)
Tels. 986 313 155 / 986 220 576
Fax 986 313 155 / 986 220 576
a-afamo@hotmail.com

Afal Ferroltera
c/ Chile, 2-4, Ent. Dcha.
(Plaza de Ultramar)
15404 Ferrol (A Coruña)
Tel. 981 370 692
Fax 981 324 690
afalferroltera@terra.es

Afaga
c/ Pintor Laxeirom, 13
portal II, Semisótano Of. 3
36211 Vigo (Pontevedra)
Tel. 986 200 451
a.f.a.g.a@terra.es

Afa Orense
Av. Habana, 11, local 6
32003 Orense
Tel. / Fax 988 219 292
afaor@ctv.es

Agadea
Av. Rosalía de Castro 29-31.
Galerías Belén. Local 107
15706 Santiago de
Compostela
Tels. 981 595 738 / 649 406 767
Fax 981 531 320
afadealz@telefonica.net

**La Rioja**

Afa La Rioja
San José Calasanz, 3 Bajo
26004 Logroño
Tel. 941 252 143
Fax 941 252 145
afarioja@teleline.es

**Navarra**

Afan
Pintor Meztu, 2 Bajo
31008 Pamplona
Tel. 948 275 252

Fax 948 260 304
asofan@teleline.es

**Madrid**

Afal
Federación Madrileña de
Asociaciones de Familiares
de Alzheimer u otras
Demencias
c/ General Díaz Porlier, 36
28001 Madrid
Tel. 913 091 660
Fax 913 091 892
afal@afal.es

Afa Alcalá de Henares
Centro Cívico Manuel
Laredo
c/ Daoiz y Velarde, 9, 1.º
28807 Alcalá de Henares
Tel. 918 897 170
Fax 918 829 832
afalcala@telefonica.net

Afa Alcorcón
Plaza Constitución, 5 bajo izq.
28925 Barrio San José
Valderas
Alcorcón
Tel. / Fax 916 119 152
elite@correo.cop.es

Afa Aranjuez
Plaza Martín Pescador, 1 bajo
28300 Aranjuez
Tel. 918 011 508/918 910 975/
918 011 508

Afa Arganda
c/ Virgen del Pilar s/n
28500 Arganda del Rey
(Madrid)
Tel. 918 711 344 - Ext. 232
Fax 918 716 312

Afa Corredor de Henares - Coslada
Centro Multifuncional
«La Rambla»
Av. Príncipes de España, 22, 3°
28820 Coslada
Tel. 916 732 464
Fax. 916 736 723
afacorrehenares@tiscali.es

Afa Getafe
c/ Álvaro de Bazán, 12 local.
Despacho. 4
28902 Getafe
Tels. 916 837 748 / 629 132 414
Fax 916 837 748

Afa Las Rozas
c/ Rosa Chacel, 1
28230 Las Rozas
Tel. 917 103 210

Afal Madrid
c/ General Díaz Porlier, 36
28001 Madrid
Tel. 913 091 660
Fax 913 091 892
afal@afal.es

Afa Móstoles
Centro Social «Ramón Rubial»
c/ Azorín, 32-34
28935 Móstoles (Madrid)
Tel. 916 140 707

Afa Parla
c/ Jericó, 24
28980 Parla (Madrid)
Tel. 916 989 237
Fax 916 989 238
afa_parla@eresmas.com

Afa Pozuelo de Alarcón
Pza. Padre Vallet
Edificio Antiguo Ayuntamiento
28223 Pozuelo de Alarcón
Tel. 914 522 724
afapozueloalarcon@hotmail.com

Afa Torrejón de Ardoz
Concejalía de Bienestar Social
c/ Virgen del Loreto, 2
28850 Torrejón de Ardoz
Tel. 916 774 713
torrafal@yahoo.es

Afa Tres Cantos
Centro Polivalente «21 de Marzo»
c/ del Viento, 4, despacho 27
28760 Tres Cantos
Tel. 918 034 834
afa3cantos@yahoo.es

Afa Valdemoro
Casa Juventud
c/ Herencia, 12

28340 Valdemoro
Tel. 918 951 770 / 619 844 722
Fax 918 953 838 (Fax Ayto.
siempre indicar Asciación)

**Melilla**

Afa Melilla
Plaza Enrique Nieto 17, 4.ª D
52005 Melilla
Tels. 952 686 733 / 952 674 480
Fax 952 678 346
afa_melilla@ozu.es

**Murcia**

Federación Murciana de Alzheimer
Av. de la Constitución, 10, ent. dcha.
30048 Murcia
Tel. 968 935 353
fedarm@ono.com

Afa Alcantarilla (afade)
c/ Salvador de Madariaga, 14 bajo
30820 Alcantarilla (Murcia)
Tel. 968 895 909 / 968 800 047
Fax 968 895 909
afadealcantarilla@hotmail.com

Afa Cartagena
c/ Alameda San Antón, 29, bajo
30205 Cartagena
Tel. 968 126 081
Fax 968 126 081

Alzheimer Lorca
Centro Social «Paso a Nivel»
Alameda de Cervantes s/n
30800 Lorca (Murcia)
Tel. 968 471 780 / 619 008 107
Fax 968 471 780

Alzheimer Murcia
San Patricio 10, 1º Local 1-3
30004 Murcia
Tel. 968 217 626
Fax 968 223 015
alzheimer@cajamurcia.es

Afamur
Pº Ramón Gaya, 6.
Edificio Balate II
30009 Murcia
Tel. 968 286 010
Fax 968 287 174
afamur@cajamurcia.es

Afay
c/ San Ramón, 75 Bajo
30510 Yeda (Murcia)
Tel. /Fax 968 753 988
afayeda@wanadoo.es

**País Vasco**

Federación Euskadi de Alzheimer
Pº Mons, 141, Bajo
20015 Donostia - San Sebastián
Tel 943 297 118

Fax 943 321 977
alzheimer.gipuz@teleline.es

Afa Bizkaia
c/ Padre Lojendio, 5, 1º dcha.
dpto. 6
48008 Bilbao
Tel. 944 167 617
Fax 944 169 596
afa-bizkaia@teleline.es

Afades
c/ Pntor Vicente Abreu, 7,
Of. 5
01008 Vitoria
Tel. 945 246 004 / 945 213 671
Fax 945 246 004
afades@terra.es

Afagi
Pº Mons, 141, Bajo
20015 Donostia - San Sebastian
Tel. 943 297 118
Fax 943 321 977
alzheimer.gipuz@teleline.es

**Valencia**

Federación Valenciana de
Alzheimer
Mancomunitat Municipis
Vall d'Albaida
c/ Dr. Ferrán, 5
03440 Ibi - Alicante
Tel. 653 212 860
Fax 962 388 545

Afa Alcoy y comarca
c/ El camí, 40, local 3
03801 Alcoy (Alicante)
Tel. 653 212 860
Fax 962 388 545

Afa Algemesí
c/ La Pau i Bajo
46800 Algemesí (Valencia)
Tel. 962 426 409
Fax 962 420 381
rapediez@hotmail.com

Afa Castalla
Avda. Constitución, 64
03420 Castalla (Alicante)
Tel. 965 561 000 / 646 899 965
Fax 965 560 031

Afa Castellón
Antiguo Cuartel Militar
Tetuán, 14
12004 Castellón
Tel. 964 242 080
Fax 964 243 284
alzheimer@canal21 com

Afama Cocentaina
c/ Ben Khays s/n (Edificio el
Teular)
03820 Cocentaina (Alicante)
Tel. 965 593 429
Fax 965 593 067
cocentaina@dip-alicante.es
(At. Nuria, Serv. Sociales)

Afa d'Ontinyent
Gomis, 47 bajo
46870 Onteniente (Valencia)

Tel. 962 910 539
afaova@terra.es

Afa Elda - Petrer y Medio Vinalopo
c/ Ramón Nocedal, 10
03600 Elda (Alicante)
Tel. 965 390 814
afaelda@hotmail.com

Afa Ibi
Centro Social Polivalente
c/ Doctor Ferrán, 5
03440 Ibi (Alicante)
Tel. 966 551 076
Fax 966 550 936
alzheimeri bi@mixmail.com

Afa Jávea
Avda. Juan Carlos I, 69,
Esc. 1, 3.º 2.ª

03730 Jávea (Alicante)
Tel. 965 790 889
Fax 965 796 150
jorge.sig@terra.es

Afa La Safor
Mancomunitat de Municipis de La Safor
Avda. Repúbl. Argentina, 28
46700 Gandía (Valencia)
Tel. 962 965 003 Ext. 32
Fax. 962 876 607

Afa Marina Baixa
c/ Ricardo, 2, Galerías L'Illa - Local 14
(Apdo. Correos 119)
03500 Benidorm (Alicante)
Tel. 965 868 000
Fax 965 835 005
afacoma@hispanet.com

**Información para cuidadores**

Consultoría de Servicios Geriátricos del Sector privado, en la Comunidad de Madrid
www.geriayuda.com/bienvenidos.htm

Taller de Memoria
www.tallerdememoria.com

Family Caregiver Alliance
www.caregiver.org

Información para los mayores del Imserso y Csic
imsersomayores.csic.es/basisbwdocs/mayores.htm

Afa Muro
c/ Dr.Fleming, 10 - 03830 Muro (Alicante)

Tel. 965 531 487 - Fax 965 531 487
afamuro@arrakis.es
Presidenta: Inmaculada López Jorda

Afa Teulada
c/Alicante, 3 - 03725 Teulada (Alicante)
Tel. 965 740 497 - Fax 965 740 299
afateulada@wanadoo.es
Presidente: Vicente Buigues

Afa Valencia
Maestro Sosa, 20 bajos - 46007 Valencia
Tel. /Fax 963 429 008
afavalen@teleline.es
Presidenta: Juana García

Afa Villena
c/ La Virgen, 9 bajo - 03400 Villena (Alicante)
Tel. 965 806 701 - Fax 965 343 060
alz@villena.infoville.net
Presidenta: Rosa Cutillas Valdés

Afa Xativa - La Costera - Enguera - La Canal de Navarres
Aptdo. de Correos 53
c/ Gabriel Miró, 10 - 46800 Xátiva (Valencia)
Tel. 696 334 848 / 962 273 840- Fax 962 280 859
emiliaserranosamit@lycos.es

## Información para profesionales y asociaciones

Presidenta: Emilia Serrano
Clasificación de trastornos mentales CIE 10
Criterios de la OMS
www.informatik.fh-luebeck. de/icd/icdchVF-FOO.html

Portal Alzheimer
www.alzheimer-online.org

Confederación Española de Familiares de Enfermos de Alzheimer
www.ceafa.org

Asociación de Familiares y Amigos de la enfermedad de Alzheimer
www.Alzheimerzamora.com/default.htm

Fundación Alzheimer España
www.solitel.es/alzheimer/alzheimer.htm

Fundación ACE
www.fundacioace.com/magazinAlzheimer

Club Alzheimer
www.homestead.com/montedeoya/ClubAlzeimer.html

Alzheimer Europa
www.alzheimer-europe.org/spanish/
Alzheimer's Association
www.alz.org

Dementia Research Group
www.dementia.ion.ucl.ac.uk

Alzheimer's Disease International
www.alz.co.uk

National Institute of Neurological Disorders ans Stroke
www.ninds.nih.gov/index.htm

Alzheimer Research Forum
www.alzforum.org

Alzheimer' Disease Review
www.coa.uky.edu/ADReview

## Boletines informativos y revistas

*Magazin Alzheimer* de la Fundación ACE. Incluye artículos, noticias, agenda y actividades. Disponible en Internet. La página de *Magazin Alzheimer* permite aportar sugerencias, y enviar artículos. Puedes encontrarlo en http://www.fundacioace.com/magazin Alzheimer/ o subscribirte para recibirlo por correo electrónico de forma gratuita.

Revista *En Mente* de la C.E.A.F.A. Disponible a través de la página web de la confederación (http://www.ceafa.org/). Incluye reportajes, información sobre asociaciones y voluntariado, una sección de consultas a expertos y artículos de opinión.

Revista *Memori@* de la Fundación Alzheimer España. Incluye cartas de los lectores, reportajes, entrevistas, noticias, testimonios, fichas prácticas, etc. El boletín de suscripción a la revista está disponible en Internet. El precio de la suscripción es de 18,03 €. Algunos de los artículos publicados están disponibles en http://alzheimer.rediris.es/memoria.php.

*Revista Alzheimer* de la Asociación de Familiares de Enfermos de Alzheimer de Madrid. Incluye entrevistas, actividades y noticias, vivencias, artículos, información sobre voluntariado y una sección de cuidados de enfermería. La versión completa de la revista está disponible en Internet (http://www.afal.es/publicaciones.html?tipo=R). También se puede conseguir contactando directamente con la asociación.

*Cuidar al que cuida*, manual de apoyo a cuidadores de pacientes con Alzheimer y crónicos domiciliarios escrito por Arrate Azkoaga Etxebarria, diplomada en enfermería y licenciada en psicología. Disponible sólo en Internet: http://andarrat.free.fr/.

## Otras revistas y publicaciones en Internet

Update de The Cochrane Library
www.update-software.com/cochrane/

Revistas Médicas Gratuitas
www.freemedicaljournals.com

Archives of Neurology
www.archneur.ama-assn.org

Jama
www.jama.ama-assn.org

Archives of Internal Medicine
www.archinte.ama-assn.org

British Medical Journal
www.bmj.com

American Medical Association
www.ama-assn-org

New England Journal Medicine
www.nejm.org

Archives of General Psychiatry
www.archpsyc.ama-assn.org

Neurology
www.neurology.org
Journal of the American Geriatrics Society
www.blackwell-synergy.com/servlet/useragent?func=showlssues&code=jgs

Age and Aging
http://ageing.oupjournals.org

**Páginas web**

http://www.familialzheimer.org/
Comunidad virtual de familiares y enfermos de Alzheimer.

http://www.alzheimer-online.org/
Portal dedicado única y exclusivamente a la enfermedad de Alzheimer y a todo lo relacionado con ella.

http://www.alzheimer-europe.org/
Página web en siete idiomas con amplia información sobre la enfermedad.

http://www.terra.es/personal3/mcalbab/
Página dedicada a la enfermedad de Alzheimer con información actualizada y noticias.

http://www1.lacaixa.es:8090/webflc/wpr0pres.nsf/wurl/alma001_esp
Página de la Fundación «la Caixa» dedicada a la enfermedad de Alzheimer con información sobre actividades, recursos, asociaciones e investigación.

http://www.obrasocialcajamadrid.org
Página web de la Obra Social de Caja Madrid en la que se exponen las iniciativas divulgativas y de investigación de esta institución La página web cuenta, además, con una sección de artículos de investigación, una sección de preguntas y respuestas y un directorio con las asociaciones de familiares de Alzheimer en España. Ofrece también la posibilidad de registrarse gratuitamente como usuario y consultar en linea cuestiones relacionadas con la enfermedad de Alzheimer.

http://www.uam.es/centros/psicologia/paginas/cuidadores/index.html
Página del Centro de Psicología Aplicada de la Universidad Autónoma de Madrid dedicada a los cuidadores de personas mayores y enfermos de Alzheimer.

http://www.aoa.gov/prof/aoaprog/caregiver/caregiver.asp
Página web dedicada a los cuidadores con gran cantidad de información y enlaces. Disponible en varios idiomas.

http://www.caregiver.org/caregiver/jsp/home.jsp
Página web de la *Family Caregiver Alliance* (FCA). Ofrece un grupo de apoyo en línea y una sección de preguntas (*Ask the Expert*) que un profesional responde en un plazo de cuarenta y ocho horas. La FCA cubre un gran abanico de temas y facilita información específica y útil. Parte del contenido de la página web está disponible en español.

http://www.segg.es/segg/html/cuidadores/cuidador.htm
Sección dedicada a los cuidadores incluida en la página web de la Sociedad Española de Geriatría y Gerontología.

http://www.inforesidencias.com
Portal que ofrece información sobre residencias con plazas libres en el territorio español, sobre actividades formativas relacionadas con el Alzheimer y sobre aspectos jurídicos y económicos, además de consejos para mayores, familiares y cuidadores e información acerca de la atención domiciliaria y los centros de día.

http://www.imsersomayores.csic.es/
Portal Mayores surge mediante un convenio de colaboración entre el Instituto de Migraciones y Servicios Sociales (IMSERSO) y el Consejo Superior de Investigaciones Científicas (CSIC) para el establecimiento y desarrollo de un sistema de información sobre personas mayores en Internet, de acceso libre y gratuito, dirigido al ámbito académico y científico, los profesionales de los servicios sociales, los propios mayores y la sociedad en general.

http://www.todoancianos.com/aplicacion/home.asp
Página web que, como su nombre indica, ofrece información de interés para la tercera edad, además de un servicio gratuito de consultas.

http://www.mde.es/mde/organiza/organ108.htm
Página del Área de Pensiones de la Subdirección General de Personal Militar del Ministerio de Defensa de España. Ofrece información acerca de las prestaciones a las que tienen derecho los militares y veteranos españoles y contiene enlaces a las páginas web de la Seguridad Social, del Instituto Social de las Fuerzas Armadas (ISFAS), de la Dirección General de Costes de Personal y Pensiones Públicas del Ministerio de Hacienda y de MUFACE, Mutualidad General de Funcionarios Civiles del Estado.

www.strokenetwork.org (en inglés)
Ofrece enlaces a otros recursos y un manual para cuidadores que se puede descargar directamente del sitio web.

http://www.alz.co.uk/alz/almain.htm (en inglés)
Página web de Alzheimer's Disease International (ADI), organización que engloba a cincuenta y siete asociaciones centradas en la enfermedad de Alzheimer repartidas por todo el mundo. Puedes ponerte en contacto con ADI por teléfono, llamando al 00 44 207 620 3011, por fax en el 00 44 207 401 7351 o por correo electrónico (info@alz.co.uk). También puedes escribir a ADI, 45/46 Lower Marsh, Londres, SE1 7RG, Reino Unido.

**Voces que aún no se han perdido**

*Perspectives*, boletín escrito por y para las personas a las que se les ha diagnosticado la enfermedad de Alzheimer. Ofrece consejos prácticos sobre cómo hacer frente a ésta y otras enfermedades similares. Lisa Zinder lo publica cuatrimestralmente a través del Centro de investigación de la enfermedad de Alzheimer de la Universidad de California en San Diego (La Jolla, California). El precio de la suscripción es de $24. Llama al (858) 622-5800 o escribe a lsnyder@ucsd.edu.

Lisa Zinder, *Speaking Our Minds, Personal Reflections from Individuals with Alzheimer's*, W. H. Freeman and Company Publishers, Nueva York, 1999. Disponible en rústica y cartoné. También existe una edición impresa en letra grande.

Cary Smith Henderson, *Partial View: An Alzheimer's Journal*, Southern Methodist University Press, Dallas, 1998. Henderson, un profesor, explica en este libro todo lo que experimentó a medida que la enfermedad fue avanzando. La fotógrafa es Nancy Anderson.

## Sociedades científicas

American Geriatrics Society
www.americangeriatrics.org/about/

American Academy of Neurology
www.aan.com/professionals

Sociedad Española de Geriatria y Gerontología
www.segg.es/segg/index.html

British Society for Research on Ageing
www.bsra.org.uk

British Society of Gerontology
www.britishgerontology.org
European Union Geriatric Medicine Society
www.eugms.org

International Society of Gerontology - iag
www.cas.flinders.edu.au/iag/

The Gerontological Society of America
www.geron.org

## Libros

BELL, Virginia, David TROXELL: *The Best Friends Approach to Alzheimer's Care*, Health Professions Press, Baltimore, 1997. Disponible en Health Professions Press, P.O. Box 10624, Baltimore, MD 21285-0624. La filosofía de este libro es centrarse en la totalidad de la persona.

CARLY, Hellen: *Alzheimer's Disease: Activity Focused Care*, Andover Medical Publishers, Boston, 1992. Un buen recurso para personas que trabajan en el campo de la demencia, especialmente fuera del hogar del paciente, y que se centran, en particular, en un cuidado a largo plazo.

FAZIO, Sam, Dorothy SEMAN, Jane STANSELL: *Rethinking Alzheimer's Care*, Health Professions Press, Baltimore, 1999.

GWYTHER, Lisa P.: *Caring for People with Alzheimer's Disease: A Manual for Facility Staff*, American Health Care Association, Washington, Capital Federal, 2001; Chicago: Alzheimer's Disease and Related Disorders Association. Ésta es la versión actualizada de *Alzheimer's Patients: A Manual for Nursing Home Staff*. Está diseñado para ayudar a los cuidadores a entender y cuidar a las personas que sufren algún tipo de demencia.

GWYTHER, Lisa P.: *You Are One of Us: Successful Clergy/ Church Connections for Alzheimer's Families*, Duke University Medical Center, Durham, Carolina del Norte, 1995. Disponible a través del Duke Family Support Program o de ADEAR, llamando al (800) 438-4380. Este pequeño libro (59 páginas) ofrece útiles consejos y propuestas para religiosos y voluntarios que van a visitar a enfermos de Alzheimer. La mayor parte de su contenido servirá de ayuda a cualquiera que desee comunicarse tierna y eficazmente con aquellas personas que luchan contra la demencia.

MACE, Nancy L.: [et al.], *Treinta y seis horas al día*, Ancora S.A., Barcelona, 1991.

ROBINSON, Anne, Beth SPENCER, Laurie WHITE: *Understanding Difficult Behaviors: Some Practical Suggestions for Coping with Alzheimer's Disease and Related Disorders*, Geriatric Education Center of Michigan, Ypsilanti, Michigan, 1989, 1999. Pídelo por teléfono llamando al (734) 487-2335. La página web del centro es www.emich.edu/public/alzheimers.

SHANKS, Lela: *Your Name is Hughes Hannibal Shanks: A Caregiver's Guide to Alzheimer's*, University of Nebraska Press, Lincoln, Nebraska, 1996. En este libro, Shanks nos explica cómo ha cuidado de su marido en casa y comparte su experiencia con nosotros. En él ofrece consejos sobre cómo adaptar la casa y dónde acudir para buscar ayuda. También nos habla de cómo ayudó a sus hijos a interaccionar de una forma más eficaz con su padre a medida que la enfermedad fue avanzando y nos da ejemplos de cómo creó oportunidades de vivir experiencias significativas durante el curso de la enfermedad de su marido.

STRAUSS, Peter J., Nancy M. LEDERMAN: *Elder Law Handbook: A Legal and Financial Survival Guide for Caregivers and Seniors*, Facts on File, Nueva York, 1996.

WARNER, Mark: *The Complete Guide to Alzheimer Proofing Your Home*, Purdue University Press, West Lafayette, Indiana, 1998.

## Libros en español

AGÜERA ORTIZ, Luis F., Manuel MARTÍN CARRASCO, Pilar DURANTE MOLINA: *Enfermedad de Alzheimer: 100 preguntas más frecuentes*, Edimsa, Editores Médicos S.A., Madrid, 2000.

ÁLVAREZ TEJERINA, Pedro, Ernestina ÁLVAREZ TEJERINA: *Comienza un nuevo día: Alzheimer, una visión sobre el sentido de la vida*, Asociación de Familiares de Enfermos de Alzheimer, Madrid, 2003.

Asociación de Familiares de Enfermos de Alzheimer, ed., *Guía práctica de cuidados para personas afectadas de enfermedad de Alzheimer*, Asociación de Familiares de Enfermos de Alzheimer, Madrid, 2000.

Asociación de Familiares de Enfermos de Alzheimer, ed., *Ya las ideas se pierden...: enfermedad de Alzheimer*, Asociación de Familiares de Enfermos de Alzheimer, Madrid, 1992.

BAILO GELLA, Carmen, ed.: *Mi padre un enfermo de Alzheimer*, Huesca, 2003.

BOADA I ROVIRA, Mercè, [et al.]: *Volver a empezar, ejercicios prácticos de estimulación cognitiva para enfermos de Alzheimer*, Glosa, Barcelona, 1999.

BOADA I ROVIRA, Mercè, Lluís TÀRREGA MESTRE: *Alzheimer: la memoria está en los besos*, Ediciones Mayo, Barcelona, 2002.

BUSMAYOR, Carmen: *Desde el Alzheimer: un relato testimonial*, Ediciones Lancia S.A., León, 1999.

Colegio Oficial de Psicólogos (España), Delegación de Madrid, ed., *Enfermedad de Alzheimer: una guía práctica*, Colegio Oficial de Psicólogos de Madrid, Madrid, 1996.

ELORRIAGA DEL HIERRO, Casilda, ed.: *En casa tenemos un enfermo de Alzheimer*, Bilbao, 1994.

FISH, Sharon: *Enfermos de Alzheimer: cómo cuidarlos, cómo cuidarse*, Ediciones Mensajero S.A. Unipersonal, Bilbao, 1995.

FRIEL MC GOWIN, Diana: *Vivir en el laberinto: un viaje personal a través de la encrucijada del Alzheimer*, Alba Editorial, Barcelona, 1994.

FURTMAUR-SCHUH, Annelies: *La enfermedad de Alzheimer: saber, prevenir, tratar, vivir con la enfermedad*, Editorial Herder, Barcelona, 1995.

GLOSA, ed.: *Tú y yo, de nombre Alzheimer: recetas para vivir mejor*, Glosa, Barcelona, 1999.

Instituto Nacional de la Salud, ed.: *Guía práctica de la enfermedad de Alzheimer*, Instituto Nacional de la Salud, Madrid, 1996.

KHOSRAVI, Mitra: *Convivir con un enfermo de Alzheimer*, Ediciones Temas de Hoy, Madrid, 1995.

LYMAN, Karen A.: *Día a día con la enfermedad de Alzheimer: el estrés de los cuidados diarios*, Instituto de Migraciones y Servicios Sociales, Madrid, 1998.

MIRA HERREROS, María: *Alzheimer se escribe con a de ayuda: manual práctico del voluntario*, Asociación de Familiares de Enfermos de Alzheimer, Madrid, 1999.

MOLLOY, William, Paul CALDWELL: *La enfermedad de Alzheimer: una guía práctica para cuidadores y familiares*, Ediciones Paidós Ibérica, Barcelona, 2002.

Nieto Carrero, Margarita: *Ante la enfermedad de Alzheimer: pistas para cuidadores y familiares*, Editorial Desclée de Brouwer, Bilbao, 2002.

Raymond, Florian: *Convivir con el Alzheimer*, Editorial Raíces, Santiago de Compostela, 1999.

Retuerto Buades, Margarita: *Mi vida junto a un enfermo de Alzheimer*, La Esfera de los Libros, Madrid, 2003.

Selmes van de Bril, J., Micheline Antoine Selmes: *Guía de actividades diarias o cómo ocupar el tiempo libre de un enfermo de Alzheimer: guía práctica para elegir, proponer, planificar, desarrollar y finalizar actividades diarias*, Meditor S.L., Madrid, 2000.

Sobera Echezarreta, Roberto Celedonio: *Manual para la estimulación de los enfermos de Alzheimer en el domicilio*, Geservite, Pte. San Miguel, 2002.

Vera Vera, Joaquín: ed., *ABC de los problemas de pérdida de memoria, demencia y enfermedad de Alzheimer*, Sevilla, 1998.

Vila i Miravent, Josep: *Guía práctica para entender los comportamientos de los enfermos de Alzheimer*, Ediciones Octaedro, Barcelona, 1999.


Activemos la mente: material de intervención cognitiva para enfermos de Alzheimer.

«Activemos la mente» es un proyecto creado y desarrollado por la Fundación «La Caixa» en el campo de la enfermedad de Alzheimer con el objetivo de mejorar la calidad de vida de los enfermos de Alzheimer y de sus familiares y cuidadores.

El proyecto ofrece un conjunto de materiales teóricos y prácticos, en un pack de tres cajones y seis libros, que informan y ofrecen diversas aproximaciones sobre esta enfermedad.

Así pues, el material incluye información sobre las causas de la enfermedad, las fases de desarrollo o los métodos de diagnosis, consejos sobre cómo intervenir en los problemas psicológicos de los enfermos o de cómo ayudarlos a mantener su autonomía y actividades prácticas que permiten desarrollar diversas tareas de carácter terapéutico.

«Activemos la mente» ha sido concebido como un proyecto flexible y polivalente, que puede ser utilizado en ámbitos tan diversos como los centros de día, las asociaciones de Alzheimer, los domicilios particulares, las residencias o los hospitales, entre otros, y se puede aplicar a diferentes tipos de enfermedades neurodegenerativas. No obstante, se debe tener en cuenta que para hacer un uso adecuado del proyecto, se requiere asesoramiento profesional previo.

Las seis guías que forman parte del material se pueden descargar en: http://www1.lacaixa.es:8090/webflc/ wpr0pres. nsf/wurl/alream1cos_esp?OpenDocument.

## Libros para niños y adolescentes

BAUMANN, Kathy, Erin CONNERS: *Through Tara's Eyes: Helping Children Cope with Alzheimer's Disease*, American Health Assistant Foundation, Rockville, Maryland, 1995. Dirigido a niños de cinco a diez años. Sólo se puede conseguir contactando directamente con el editor. Llama al (800) 437-2423.

*Fading Memories: An Adolescent's Guide to Alzheimer's Disease*, American Health Assistant Foundation, Rockville, Maryland, 1997. Escrito para los adolescentes por estudiantes adolescentes de tercero y cuarto de bachillerato del colegio Blessed Sacrament School de Virginia, bajo la dirección de Kathy Baumann. Sólo se puede conseguir contactando directamente con el editor. Llama al (800) 437-2423.

FOX, M.: *Wilfred Gordon McDonald Partridge*, Kane/Miller, Brooklyn, Nueva York, 1984. Este libro para preescolares ayuda a los padres a hablar a sus hijos de los trastornos de memoria que afectan a sus seres queridos.

SAKAI, Kimiko: *Sachiko Means Happiness*, Children's Book Press, Emeryville, California, 1990. Ilustraciones de Tomie Arai. Dirigido a niños y niñas de cuatro a ocho años. Disponible en rústica y cartoné.

SANFORD, Doris: *Maria's Grandma Gets Mixed Up*, Multnomah, Portland, Oregón, 1989. Ilustraciones de Graci Evans. Dirigido a niños y niñas de cuatro a ocho años, este libro presenta a una familia latina. No está a la venta en librerías pero tu biblioteca local puede conseguírtelo a través del servicio de préstamo entre bibliotecas.

Puedes encontrar más títulos para niños entrando en la página web de la Alzheimer's Association, www.alz.org, y utilizando el motor de búsqueda. Escribe «información para niños y adolescentes» (en inglés) en la casilla de búsqueda. La lista de títulos que obtendrás incluye libros de ficción y de no ficción organizados por edades e incluye un breve resumen de cada uno de ellos.

## Libros infantiles en español

La Fundación «la Caixa» edita una colección de cuentos infantiles para explicar la enfermedad de Alzheimer a los más pequeños. Los cuentos están protagonizados por niños y personas mayores y parten de situaciones cotidianas que, para los pequeños lectores, pueden resultar sorprendentes a la vez que familiares; una abuela que se equivoca de piso o que guarda el reloj en la azucarera, o un abuelo que lee un libro al revés o que no reconoce a su propio nieto. Este material didáctico para niños y adolescentes de seis a quince años se distribuye gratuitamente entre asociaciones de familiares de enfermos de Alzheimer, concejalías de educación, bibliotecas y asociaciones de padres y profesores.

Los cuentos publicados hasta ahora son:

ARÀNEGA, Mercè: *Tengo una abuela diferente a las demás*. Disponible en castellano, catalán, euskera y gallego. Dirigido a niños y niñas de seis a ocho años.
CARBÓ, Joaquim: *El escarabajo del abuelo Joaquín*. Disponible en castellano y catalán. Dirigido a niños y niñas de seis a doce años.
CARBÓ, Joaquim: *El último juego de manos*. Disponible en castellano y catalán. Dirigido a niños y niñas de seis a doce años.

Carbó, Joaquim: *La vecina de Miguelito*. Disponible en castellano y catalán. Dirigido a niños y niñas de seis a doce años.

Infante, Francesc: *Un amigo entre las estrellas*. Disponible en castellano y catalán. Dirigido a adolescentes entre once y quince años.

Senell, Joles: *El hada de Alzheimer*. Disponible en castellano, catalán, euskera y gallego. Dirigido a niños y niñas de seis a doce años.

# Índice temático

Esta sección enumera las diferentes situaciones, comportamientos, cuestiones, peticiones y preguntas a las que puede que tengas que enfrentarte, así como las preguntas que podrías hacerte, en el mismo orden en el que aparecen en el libro para que las puedas localizar fácilmente.

**Preguntas que puedes hacerte** ....................... 33
«Es duro ir a visitarle. Nunca sé lo que me voy
    a encontrar. ¿Cómo puedo prepararme?» .......... 33
«¿Cómo puedo conseguir tener la mente
    despejada?» ................................... 34
«Si la persona a la que visito me hace una pregunta
    para la que no estoy preparada, ¿qué le digo?» ..... 34
«¿Cómo puedo confiar en mi intuición cuando
    todo esto es tan desconocido para mí?» ........... 35
«¿Qué pasa si mi intuición me dice que mienta?» ....... 35
«¿Cómo sé lo que realmente me están
    preguntando?» ................................. 35
«¿Cómo puedo responder con una verdad
    emocional?» ................................... 36
«¿Por qué son tan importantes las verdades
    emocionales?» ................................. 36
«¿Qué pasa si digo lo que no tengo que decir?» ........ 37
«¿Qué clase de cosas debería transmitir
    a nivel emocional?» ............................ 37

«¿Qué hace que este planteamiento funcione?» ........ 38
«¿Existen otras formas de ayudar a las personas
   a conservar su dignidad?» ..................... 40
«¿Cómo lo hago? ¿Cómo respaldo su realidad
   sin mentir?» ................................. 41
«¿Por qué es tan importante la validación?» ........... 41
«¿Podrías darme algunos ejemplos de lo que
   significa "negar su realidad"?» .................. 42

**Lo que puedes esperar** ........................... 43
Repeticiones ..................................... 45
   Las preguntas ................................ 45
   Las historias ................................. 47
Cómo entablar conversación ...................... 48
Cómo darle un giro a la conversación ................ 50
Cómo poner fin a una conversación ................. 51
Otros aspectos a tener en cuenta en una
   conversación ................................. 53
      Cuándo ayudan las preguntas y cuándo
         hacen daño ............................ 53
      Cuando no entiendes lo que te dicen .......... 57
Formas de decir «No» ............................ 60
Formas de indicar que le estás escuchando ........... 62
Formas de animarles a hacer algo ................... 63
Cuándo debemos insistir y cuándo no ............... 64
Cómo interaccionar con los demás .................. 65
Cómo interaccionar con los cuidadores
   y la dirección del centro ....................... 66
Cuando se habla de ellos como si no estuvieran
   presentes .................................... 69
Contacto físico ................................... 70
   Otras formas de contacto ...................... 72
Emociones intensas y dolorosas .................... 72
   Sensación de traición ......................... 73
Qué pasa si tú no tuviste nada que ver
   con que le llevaran a ese lugar? .................. 74
Qué pasa si eres tú quien ha tomado
   esa difícil decisión? ............................ 76

| | |
|---|---|
| Vergüenza y humillación | 78 |
| Pena, dolor y miedo | 82 |
| Celos y envidia | 85 |
| Amor | 85 |

**Cómo responder** ... 87
Cosas que pueden preguntar o decir ... 89
«Por favor, llévame a casa contigo.» ... 89
«Quiero llamar a mis padres para que vengan a recogerme» ... 90
«Vayámonos. Tú puedes llevarme en coche ¿Verdad?» ... 92
«¿Dónde está la salida? ¿Es ésa la puerta? ¿Puedes abrirla?» ... 92
«Necesito hablar con un responsable. ¿Dónde están las oficinas?» ... 93
«¿Te conozco?» ... 94
«¿Quién eres?» ... 94
«Estoy muy cansada. Quiero dormir.» ... 95
«No sé qué hacer. Hoy no me encuentro bien.» ... 96
«¿Estarás aquí esta noche?» ... 97
«¿Te vas a quedar conmigo? ¿Vas a ser mi compañero de habitación?» ... 98
«No tengo hambre. No quiero ir a comer. Si no puedo irme a casa, no pienso comer.» ... 98
«Sólo intentas complacerme. Siempre dices lo mismo pero en realidad no me das ninguna respuesta.» ... 99
«No sé lo que me pasa. ¡Es como si no fuera capaz de recordar nada!» ... 100
«No sé qué hacer. No tengo dinero.» ... 101
«Ayudadme, por favor. ¿Puede alguien ayudarme, por favor?» ... 102

**Todo lo que puedes y no puedes hacer** ... 105
Lo que no puedes ... 108
Lo que puedes hacer ... 109
Otras cosas que puedes hacer ... 111

Más cosas que puedes o no hacer .................... 113

**Cuídate** ......................................... 117
Tipos de visitas ................................. 119
¿Por qué algunos familiares no van a visitar
   a esa persona? .................................. 120
Cómo apoyar a las personas que van a visitarla ........ 121
Pedir ayuda ...................................... 122
Visitas y voluntarios ............................. 123
Personas que son nuevas para aquellos
   a los que visitan ............................... 125
Frecuencia y duración de las visitas ................ 126
Recompensas ..................................... 128

**Un paso más hacia la alegría**
**Cómo ayudar a tus hijos a ir de visita** ............... 129
Preguntas que puedes hacerte ..................... 133
«¿Cuáles son las preocupaciones tácitas
   de mi hijo ...................................... 133
«Qué es lo que mi hijo ni siquiera sabe
   que le preocupa ................................ 133
«¿Qué le puedo decir a mi hijo? .................... 134

**Segundas impresiones**
**Volver a presentar a alguien** ....................... 137

**Consejos adicionales.**
**Cómo lograr que las visitas cuenten** ................ 141
Cómo hacer que sienta que también
   te está dando algo ............................. 144
No des nada por sentado ......................... 145
Presta atención al tono de voz ..................... 146

# Índice

Agradecimientos . . . . . . . . . . . . . . . . . . . . . . . . . . . . . 11
Prólogo . . . . . . . . . . . . . . . . . . . . . . . . . . . . . . . . . . . . . 15
Prefacio . . . . . . . . . . . . . . . . . . . . . . . . . . . . . . . . . . . . . 19
Introducción . . . . . . . . . . . . . . . . . . . . . . . . . . . . . . . . . 23

**Capítulo 1**
Ponerse manos a la obra . . . . . . . . . . . . . . . . . . . . . . 31

**Capítulo 2**
Lo que puedes esperar . . . . . . . . . . . . . . . . . . . . . . 43

**Capítulo 3**
Cómo responder . . . . . . . . . . . . . . . . . . . . . . . . . . . . 87

**Capítulo 4**
Todo lo que puedes y no puedes hacer . . . . . . . .105

**Capítulo 5**
Cuídate . . . . . . . . . . . . . . . . . . . . . . . . . . . . . . . . . . .117

**Capítulo 6**
Un paso más hacia la alegría . . . . . . . . . . . . . . . .129

**Capítulo 7**
    Segundas impresiones .....................137

**Capítulo 8**
    Consejos adicionales ......................141

Conclusiones ...............................147
Recursos ...................................149
    Organizaciones ...........................153
    Asociaciones de familiares de enfermos
        de Alzheimer en España .................157
    Información para cuidadores ................168
    Información para profesionales y asociaciones ...169
    Boletines informativos y revistas .............171
    Otras revistas y publicaciones en Internet ......172
    Páginas web .............................173
    Voces que aún no se han perdido .............175
    Sociedades científicas .....................176
    Libros ..................................177
Índice temático .............................185